"十四五"国家重点出版物出版规划项目
中国罕见病诊疗与转化医学研究系列（第一辑）

总主编·黄荷凤

| 儿童诊疗子系列 |

儿童肥胖罕见疾病：
诊断与治疗

Rare Obesity-Related Diseases in Children
Diagnosis and Treatment

主编 ◎ 傅君芬

ZHEJIANG UNIVERSITY PRESS
浙江大学出版社
·杭州·

图书在版编目（CIP）数据

儿童肥胖罕见疾病 ：诊断与治疗 / 傅君芬主编.
杭州 ：浙江大学出版社，2025. 7. --（中国罕见病诊疗
与转化医学研究系列 / 黄荷凤总主编）. -- ISBN 978-7-
308-26327-6

Ⅰ. R723.14

中国国家版本馆CIP数据核字第2025XX5277号

儿童肥胖罕见疾病：诊断与治疗

本册主编　傅君芬

丛书策划编辑　张　鸽　金　蕾　冯其华

本书策划编辑　金　蕾

责任编辑　金　蕾

责任校对　伍秀芳

责任印制　廖慧俊

封面设计　张　凯

出版发行　浙江大学出版社
　　　　　（杭州市天目山路148号　邮政编码 310007）
　　　　　（网址：http://www.zjupress.com）

排　　版　杭州林智广告有限公司

印　　刷　杭州宏雅印刷有限公司

开　　本　787mm×1092mm　1/16

印　　张　10.5

字　　数　236千

版 印 次　2025年7月第1版　2025年7月第1次印刷

书　　号　ISBN 978-7-308-26327-6

定　　价　129.00元

傅君芬

主任医师，浙江大学教授、求是特聘医师，国家卫生健康突出贡献中青年专家。

现任浙江大学医学院附属儿童医院院长，国家儿童健康与疾病临床医学研究中心副主任，国家儿童区域医疗中心副主任，中华医学会儿科学分会内分泌遗传代谢学组组长，亚太儿科内分泌学会（APPES）主席。

深耕儿童肥胖及代谢性疾病领域28年，并聚焦肥胖相关的罕见遗传综合征，是国内该领域的领军人物。带领建设内分泌代谢疾病诊治高峰学科，牵头"十三五"及"十四五"国家重点研发计划，首次提出腰围/身高切点对儿童代谢病预报的能力；牵头建立中国首部儿童青少年代谢综合征诊断标准和诊治规范；获得中国儿童肥胖和糖尿病最新患病现状及高危因素；推进家—校—医儿童代谢病管理体系，转化人工智能骨龄一体机。牵头制定11项全国性专家共识，作为唯一的中国专家参与制定6项国际指南。主持项目24项，发表论文300余篇，其中SCI收录论文150余篇。

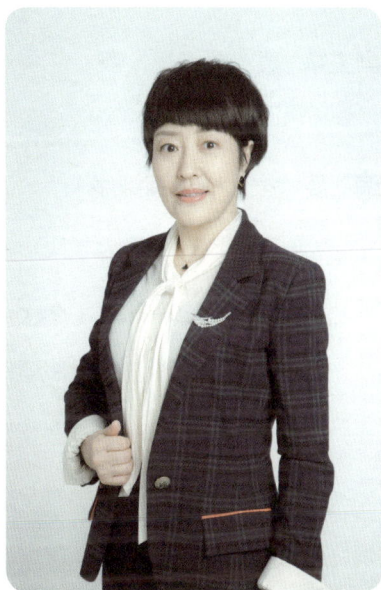

《儿童肥胖罕见疾病：诊断与治疗》编委会

主　编：傅君芬

副主编：黄　轲　吴　蔚

编　委（按姓氏笔画排序）：

总　序

　　中国是出生缺陷高发的国家之一，目前已知的出生缺陷超过 8000 种，柠檬宝宝、瓷娃娃、月亮的孩子……绝大多数的罕见病是由出生缺陷造成的。出生缺陷是指婴儿出生前发生的身体结构或功能异常，由遗传因素、环境因素或两者共同作用导致，也是造成婴幼儿死亡和先天残疾的主要原因之一。"确诊难"是几乎所有出生缺陷患儿家庭面临的难关。另外，基层医院的医生对此的认识不足，无法向上级医院精确转诊，一直是出生缺陷诊疗的"痛点"，需要采取多项措施加强对基层医务人员的培训。

　　每一个有罕见病患者的家庭，其实都可能面临着社会的错误认知，面临着疾病的极大挑战。

　　只要有生命的传承，就有发生罕见病的可能性。全人类面临的最大的医学挑战之一就是罕见病。我们需要将各个相关的科学团结起来，以此来解决罕见病的问题。

　　罕见病不都是遗传病，遗传因素导致的罕见病占 80% 左右。在人类的 2 万个蛋白编码基因中，已发现有 5000 个以上的基因在发生突变时会导致遗传病，这些遗传病几乎都属于罕见病。有时，一个基因的突变可以导致 2 种或 2 种以上不同的罕见病。发现致病基因是实现罕见病基因诊断和基因治疗的前提、基础和关键。随着基因编辑等技术的突破，基因治疗会像现在的其他治疗技术方法一样，成为临床治疗的常态。

　　《中国罕见病定义研究报告 2021》将新生儿发病率小于 1/10000、患病率小于 1/10000、患病人数小于 14 万的疾病划入罕见病。

　　为推进"健康中国"建设，加强中国罕见病的管理，提高罕见病的诊疗水平和基础研究水平，维护罕见病患者的健康权益，策划出版一系列关于罕见病的临床诊疗、转化医学研究的原创专著，显得尤为迫切且意义重大。

　　"中国罕见病诊疗与转化医学研究系列"瞄准临床诊疗的难点、痛点，重点聚焦基因治疗等前沿创新技术，促进转化医学的研究。本系列的设计思路按成人诊疗子系列、儿童诊疗子系列、转化医学研究子系列推进，从成人、儿童不同的视角解读罕见病，从临床医生、科研工作者的维度勾画罕见病的治疗模式，收纳中国优秀学者在罕见病领域的原创性的学术成果与诊疗经验。

　　构建人类命运共同体是世界各国人民前途所在。万物并育而不相害，道并行而不相悖。希望该丛书可以填补国内外在罕见病领域从基础研究到临床诊疗贯穿一线的系列专著的空白，传播中国经验，在面向人民生命健康、加快发展新质生产力方面做出贡献，为今后的罕见病研究者提供参考依据，对推动我国罕见病的临床诊疗和基础研究的发展，以及世界科技强国的建设方面起到积极的促进作用。

第一辑总主编：

中国科学院院士

浙江大学医学院院长

2024 年 12 月于杭州

在医学的浩瀚星空中，儿童健康始终是最为璀璨的星辰之一。然而，随着现代生活方式的转变与遗传研究的深入，儿童肥胖这一曾被视为"单纯营养过剩"的现象，逐渐显露出其复杂而多元的面貌。尤其是那些隐藏在肥胖表象之下的罕见疾病，如同隐藏在水面下的冰山一角，对儿童的生长发育、心理健康乃至生命质量构成了严峻的挑战。作为儿童内分泌疾病领域的深耕者，我深感撰写一本聚焦儿童肥胖罕见疾病的专著，不仅是医学进步的必然要求，更是对每一个幼小生命的庄严的承诺。

本书的诞生，源于对临床实践的深刻反思与对科学前沿的敏锐洞察。在日复一日的诊疗中，我们目睹了太多因误诊、漏诊而错失最佳治疗时机的案例。这些案例的背后，是儿童肥胖罕见疾病诊断的复杂性——它们可能伪装成常见的代谢综合征，却因基因突变的隐匿性、临床表现的异质性而难以被及时识别。因此，本书旨在搭建一座桥梁，连接基础研究的深度与临床实践的广度，为儿科医生、内分泌专家及研究者提供一部兼具权威性与实用性的指南。

在撰写的过程中，我们秉持三大核心理念——系统性、前沿性、人文性。系统性体现在对疾病分类的精准梳理，从单基因肥胖到综合征性肥胖，从遗传机制到临床表型，力求构建完整的知识图谱；前沿性则反映在对最新的研究成果的吸纳，如基因编辑技术在治疗中的应用、代谢组学在疾病分型中的价值，这些内容不仅拓展了诊疗视野，更为未来的治疗策略提供了科学依据；而人文性，则是贯穿全书的灵魂，我们强调，面对儿童这一特殊群体，治疗不仅是技术的较量，更是对生命尊严的守护，对家庭心理支持的重视。

本书的另一大亮点，在于对"罕见"与"常见"边界的重新审视。传统上，儿童肥胖罕见疾病因发病率低而被边缘化，但本书通过大量流行病学的数据揭示，随着环境因素的改变与诊断技术的进步，这些"罕见"的病例正以惊人的速度涌现，其累积的社会经济的负担不容忽视。因此，我们呼吁，儿童肥胖的管理必须从"一刀切"的传统模式转向个体化、精准化的诊疗路径，而这正是本书的核心价值所在。

　　最后，我要向所有参与本书编写的专家学者致以最诚挚的感谢。是你们的智慧与汗水，让这部作品得以呈现。同时，我也希望本书能成为一把钥匙，开启更多人对儿童肥胖罕见疾病的关注与研究，共同推动这一领域从"被忽视"走向"被重视"，从"无解"迈向"有解"。因为，每一个孩子都值得拥有一个健康、充满希望的未来。

傅君芬

2025 年 2 月

目　录

第 7 章　其他的儿童肥胖罕见疾病 124

——

第 8 章　总结与展望 149

——

CHAPTER 1

第1章

导　论

（吴　蔚　郝晓强）

1.1 儿童肥胖的定义与流行趋势

1.1.1 儿童肥胖的定义

儿童肥胖是指儿童体内脂肪积聚过多而导致体重异常增加的状态，通常表现为体重超出同年龄、同性别儿童的正常范围。对于儿童和青少年的肥胖，最常用的评估工具是体重指数（body mass index，BMI）。BMI是通过体重（kg）除以身高（m）的平方来计算的。具体来说，世界卫生组织对于儿童肥胖的定义如下。

- **正常体重：** BMI在该年龄、性别组的第5个百分位至第85个百分位之间。
- **超重：** BMI在该年龄、性别组的第86个百分位至第95个百分位之间。
- **肥胖：** BMI在该年龄、性别组的第96个百分位及以上。

然而，BMI虽然能反映儿童体重与身高的关系，但对于儿童肥胖的评估还存在一定的局限。BMI不能区分体重增加是由脂肪增多还是肌肉增多导致的，特别是运动员或肌肉发达的儿童，BMI可能会高于正常的范围，但并不意味着肥胖。因此，结合腰围、臀围、皮肤褶皱厚度等指标能更加准确地评估儿童肥胖的程度。此外，儿童的脂肪分布会随着年龄的增长而发生变化。在婴儿期，脂肪储存主要集中在四肢，而进入学龄期，脂肪逐渐分布至腹部和腰部。与成人肥胖不同，儿童肥胖更复杂，因为儿童的体格发育和生长速率在不同的年龄段有所不同，所以对儿童肥胖的判断标准需要考虑儿童的年龄因素。

根据病因，儿童肥胖可分为单纯性肥胖与继发性肥胖。

- **单纯性肥胖：** 占比90%以上，由遗传因素、饮食结构、运动缺乏等多重因素协同作用引起，未发现内分泌或代谢系统的显著异常。
- **继发性肥胖：** 由特定的疾病或基因变异引发，如内分泌系统紊乱（甲状腺功能减退、库欣综合征等）或遗传性综合征。

1.1.2　儿童肥胖的流行趋势

近年来，全球范围内儿童肥胖的发生率呈现显著上升的态势。根据全球不同国家的流行病学的调查，儿童肥胖已成为全球公共卫生的问题之一。尤其在低等收入和中等收入国家，儿童肥胖的发病率大幅上升，成为一个不可忽视的公共卫生挑战。

1.1.2.1　全球的儿童肥胖的流行趋势

在许多发达国家（如美国、加拿大、英国、澳大利亚等），儿童肥胖率已经接近或超过20%。而在许多低等收入和中等收入国家，肥胖问题也逐步加重，尤其在城市化进程中，越来越多的家庭生活方式趋向于西方化，儿童的膳食结构和活动量受到了较大的影响，肥胖率逐年上升。

1.1.2.2　中国的儿童肥胖的流行趋势

近些年，中国的儿童肥胖问题也愈加严重。中国疾病预防控制中心的数据显示，近年来，中国的儿童肥胖的发病率逐年增高，尤其是在大城市和经济发展较快的地区。随着中国经济社会的发展和生活方式的变化，越来越多的儿童开始接受高热量、高糖分的食物和饮料；同时，城市生活方式缺乏足够的体育活动，导致肥胖问题日益严重。虽然相较于欧美发达国家，中国的肥胖率较低，但其增长速度却异常快速。

1.1.3　儿童肥胖的健康影响

儿童肥胖不仅会影响儿童身体外貌和自信心，而且会带来一系列的健康问题。以下是常见的健康影响。

- **代谢综合征：**儿童肥胖常伴有胰岛素抵抗、糖尿病、高血压和高脂血症等代谢异常，易发展为成年后的心血管疾病和糖尿病。
- **骨骼和关节问题：**肥胖儿童承受的体重过重，可能导致关节、骨骼的负担过大，增加发展为骨关节病的风险。
- **心理健康问题：**肥胖儿童可能面临同龄人的欺凌、排斥，以及产生自卑感，这些心理因素可能进一步影响儿童的情绪和心理健康。
- **呼吸和睡眠问题：**肥胖儿童易患睡眠呼吸暂停综合征、哮喘等呼吸系统疾病，睡眠质量差则影响儿童的成长和发育。
- **内分泌失调：**儿童肥胖与多种内分泌失调症密切相关，如多囊卵巢综合征（polycystic ovary syndrome，PCOS）、性早熟等疾病。

1.1.4　儿童肥胖的影响因素

儿童肥胖的成因是多方面的。研究表明，生活方式、饮食结构、环境因素、心理因素、遗传因素等在儿童肥胖的发生中起着至关重要的作用。

1.1.4.1　生活方式

随着信息技术的迅猛发展，儿童的娱乐活动也逐渐转向在电脑、电视、手机等电子屏幕前开展，而户外运动的时间显著减少。研究表明，缺乏运动是导致儿童肥胖的一个主要因素。许多家长也因工作忙碌或对孩子的过度保护，未能提供足够多的运动机会。

1.1.4.2　饮食结构

随着城市化进程的加快，快餐等高热量食物成为许多家庭的日常选择。这类食物不仅热量高，还缺乏足够多的营养。高糖饮料、零食和加工食品的普及，导致儿童过量摄入热量，形成肥胖。

1.1.4.3　环境因素

家庭、学校以及社区的环境也在儿童肥胖的发生中起着重要的作用。在现代社会，食物的可得性、食品广告、儿童休闲活动的类型、学校和家庭的饮食习惯等都会影响儿童的体重。低收入家庭由于资源有限，可能无法为儿童提供均衡的饮食或运动的机会。由于学业压力增大，许多儿童的课外活动时间减少，久坐不动，也增加了肥胖的发生风险。社区中缺少适当的体育设施或健康饮食的教育，也可能导致儿童肥胖的发生。

1.1.4.4　心理因素

儿童的情绪与心理状态也与肥胖密切相关。情绪异常、压力过大、焦虑等不良心理状态可能导致儿童暴饮暴食，进而引发肥胖。而肥胖自身也可能带来一系列的心理问题，如自卑、焦虑、社交障碍等，形成恶性循环。

1.1.4.5　遗传因素

遗传学的研究表明，儿童肥胖的发生与遗传因素密切相关。如果父母双方都是肥胖者，那么子女肥胖的风险大大增加。此外，一些特定基因（如 *MC4R*、*LEP*、*LEPR* 等调节能量代谢、食欲控制及脂肪沉积的基因）的突变，使部分个体更易发展为肥胖。随着医学研究的深入，越来越多的罕见疾病被发现与儿童肥胖有关。一些遗传性疾病，如 Alström 综合征、Bardet–Biedl 综合征和 Prader–Willi 综合征等，其显著的临床表现之一就是肥胖。

1.1.5　结　论

儿童肥胖作为当今全球公共卫生领域的重大挑战之一，其流行趋势的上升令人担忧。肥胖不仅对儿童的身体健康构成威胁，还可能引发多种心理、社会问题。随着对肥胖成因的研究不断深入，学者们也逐渐认识到，部分的儿童肥胖并非仅由环境因素导致，还可能与罕见的遗传疾病相关。了解肥胖的定义、流行趋势及与潜在疾病的关系，将有助于我们更好地进行早期的预防、诊断和治疗。因此，加强对儿童肥胖问题的关注，倡导健康的饮食和运动习惯，开展早期的筛查，并提高大众对肥胖相关疾病的认识，是控制儿童肥胖流行的关键。

1.2 儿童肥胖与罕见疾病的关系

儿童肥胖作为全球公共卫生领域的重大挑战之一，长期以来被视为由不良的饮食结构、缺乏运动等环境因素主导的健康问题。然而，随着基因组学与分子生物学研究的深入，越来越多的证据表明，部分的儿童肥胖并非单纯由生活方式引起，而是与罕见的遗传性疾病密切相关。这些遗传性罕见疾病出现以肥胖为核心的症状或以肥胖为伴随的症状，涉及复杂的基因突变、代谢紊乱及多系统功能障碍。由于此类疾病在临床上易被误诊或漏诊，患儿往往无法获得有针对性的治疗，导致病情加重，甚至引发严重的并发症。因此，深入探讨儿童肥胖与遗传性罕见疾病的关系，不仅有助于提高临床诊断的水平，也为个体化治疗和预防策略的制定提供科学依据。

1.2.1 遗传性罕见疾病与儿童肥胖的关联机制

遗传性罕见疾病通常由单基因或多基因突变引起，其临床表现复杂多样，而肥胖常作为核心或伴随的症状出现。这些疾病通过以下机制与儿童肥胖密切相关。

1.2.1.1 基因突变导致能量代谢失衡

许多罕见疾病的致病基因直接参与能量代谢或脂肪储存的调控。例如，Prader–Willi综合征（PWS）患者15号染色体区域的基因缺失，导致下丘脑功能异常，引发饥饿信号失控和能量消耗减少；Bardet–Biedl综合征（Bardet–Biedl syndrome，BBS）患者BBS基因家族的突变则影响纤毛功能，干扰脂肪代谢和激素分泌。

1.2.1.2 内分泌与激素失调

遗传性罕见疾病常伴有内分泌系统异常。例如，Alström综合征患者因*ALMS1*基因突变而发生胰岛素抵抗和糖尿病，进而加剧脂肪积累；PWS患者的生长激素缺乏，进一步降低基础代谢率，导致肥胖发展。

1.2.1.3 食欲调控异常

部分罕见疾病直接破坏中枢神经系统对食欲的调控。如PWS患者因下丘脑功能障碍，无法感知饱腹感，表现出病理性食欲亢进；Cohen综合征患者基因发生突变，影响瘦素信号通路，导致食欲失控和脂肪过度沉积。

1.2.1.4 多系统功能障碍的协同作用

遗传性罕见疾病常累及多个器官系统，如视网膜、心脏、肾脏等。这些系统的功能障碍间接加剧肥胖。例如，BBS患者的视力障碍影响其运动能力，进一步减少热量消耗；Alström综合征患者心脏发生病变，会降低患者活动的耐受性，进而形成恶性循环。

1.2.2 遗传性肥胖罕见疾病

遗传性肥胖综合征是指由基因突变或异常导致的肥胖症，通常伴随其他系统性的疾病。与普通肥胖不同，遗传性肥胖综合征具有较强的遗传背景和家族聚集性，且常在儿童时期表现出肥胖的症状。儿童肥胖并不总是由环境因素引起，有时肥胖可能是由一些罕见的遗传疾病导致的，而这些遗传性肥胖罕见疾病往往在临床上被误诊为常见的生活方式相关肥胖。

1.2.2.1 Prader–Willi综合征

PWS是一种由15号染色体q11～q13区域父源基因缺失或母源单亲二体引起的遗传性疾病。该区域包含*SNRPN*、*NDN*等关键基因，其缺失会导致下丘脑功能异常，影响生长激素分泌、食欲调控及能量代谢。PWS患儿的特征包括出生时低体重、喂养困难、发展迟缓、肌张力低下、智力障碍、饥饿感异常增加以及肥胖等症状。PWS的肥胖症状通常在儿童早期出现，随着年龄的增长，患儿体重也迅速增加，尤其在2岁以后，患儿对食物有强烈的依赖感，常出现无法控制的暴食症状。由于PWS患儿肥胖的发病机制与大脑对食物的控制失调有关，因此，这种肥胖并不是由不健康的饮食或缺乏运动造成的，而是由基因突变导致的内分泌和神经系统功能异常导致的。PWS患儿肥胖具有自身特点，包括食欲无法得到正常的生理控制，患儿往往不能感知到正常的饥饿感和饱腹感，导致暴食而体重迅速增加，因此需要特殊的饮食管理和长期监测。尽管目前尚无根治PWS的方法，但通过控制食物摄入和增加运动量，结合适当的药物干预，能够在一定的程度上控制体重并提高生活质量。

1.2.2.2 Bardet–Biedl综合征

BBS是一种由多个基因突变（如*BBS1*、*BBS2*、*BBS10*）引起的遗传性多系统疾病。患者往往表现出肥胖、视网膜色素变性、智力低下、外生殖器异常、肾脏病变以及手指（或脚趾）畸形等症状。肥胖是Bardet–Biedl综合征的典型症状之一，通常在幼儿期开始表现，体脂分布以中心性肥胖为主。由于BBS是一种多系统性疾病，儿童肥胖的表现常伴随着视力问题、智力问题以及其他的身体发育障碍。Bardet–Biedl综合征患儿肥胖与常见的环境因素无关，而是由基因突变导致的内分泌系统失调、能量代谢紊乱和食欲控制障碍所引起。尽管该病的发病机制目前尚未完全明了，但肥胖在临床表现中占据重要的位置，并且与患者的生活质量密切相关。

1.2.2.3 Alström综合征

Alström综合征是一种由*ALMS1*基因突变引起的常染色体隐性遗传病。ALMS1蛋白参与细胞能量的代谢与纤毛功能，其缺失会导致线粒体功能障碍和胰岛素信号通路异常。患者通常表现为肥胖、心脏病、糖尿病、视网膜色素变性、听力丧失等症状。肥胖是Alström综合征的一个显著特征，通常在儿童期出现，且随着年龄的增长，肥胖也逐渐加重。Alström综合征患儿肥胖的发生机制与患儿自身的胰岛素抵抗和内分泌异常密切相关。具体来说，Alström综合征患者往往出现代谢综合征的症状，如高血糖、高血脂、高血压和胰岛素抵抗等，导致体内脂肪积累，并形成肥胖。此外，遗传因素也可能导致患者的食欲和能量平衡出现异常，从而加剧肥胖的发生。

1.2.2.4　Cohen综合征

Cohen综合征是一种由*VPS13B*基因突变引起，影响溶酶体功能和细胞自噬，导致脂肪代谢异常及神经发育障碍的罕见疾病，其主要特征包括发育迟缓、智力障碍、肥胖、运动协调障碍和面部畸形（眼距宽、下颌后缩，可能影响呼吸与进食）等。肥胖通常是儿童期最早的表现之一，体重在5～10岁迅速增加，体脂率显著升高。Cohen综合征的发病机制与基因突变有关。这些基因突变影响脂肪代谢和食欲控制，导致体内脂肪过度积累。此外，Cohen综合征患者的胰岛素敏感性下降，瘦素水平升高，但受体敏感性降低。这些问题进一步增加肥胖的程度。因此，Cohen综合征的治疗不仅需要控制肥胖，还需要改善胰岛素敏感性，纠正脂肪代谢异常。

1.2.2.5　Sotos综合征

Sotos综合征是一种由*NSD1*基因突变引起的遗传病，通常表现为智力障碍、过度生长、肥胖以及面部特征的改变。虽然肥胖并非Sotos综合征的核心症状，但部分患者可在儿童期即出现肥胖，这可能与该病的生长激素分泌异常与胰岛素抵抗共同作用，进而导致脂肪堆积有关。

1.2.2.6　瘦素缺乏症

瘦素缺乏症（leptin deficiency）是一种罕见的常染色体隐性遗传病，由瘦素（LEP）基因突变而导致体内瘦素完全或部分缺乏。瘦素是一种由脂肪细胞分泌的激素，主要作用于下丘脑，通过抑制食欲和调节能量代谢来控制体重。该疾病的特征为严重早发性肥胖，出生后数月内食欲极度亢进，导致体重迅速增加，脂肪主要堆积在躯干和四肢，呈现"向心性肥胖"。患儿常有代谢异常，如血脂异常、高胰岛素血症、胰岛素抵抗，部分患者可发展为2型糖尿病。部分患儿存在性腺发育不全、青春期延迟或缺失（如原发性闭经、睾丸未降）、性激素水平低下（低促性腺激素性性腺功能减退）、免疫功能异常（T细胞功能受损，易反复感染）。瘦素受体（leptin receptor，LEPR）是瘦素作用的靶点。瘦素受体基因突变可导致瘦素信号传导受损，也会表现为相似的症状。

1.2.2.7 *MC4R* 单基因肥胖

MC4R 单基因肥胖是一种遗传性肥胖症，通常表现为儿童或青少年时期肥胖，并且这种肥胖较严重。*MC4R* 基因突变导致 *MC4R* 受体功能失常，从而影响正常的食欲调控，无法有效地感知和调节食欲信号，患者无法感知饱腹感，造成食欲调节紊乱，体内能量消耗和储存出现异常，导致持续性过度进食。同时，*MC4R* 缺乏可能使患者的代谢减慢，导致体内能量消耗减少，从而易积累脂肪，常伴有糖尿病、血脂异常等代谢问题。部分 *MC4R* 基因突变的患者可能伴有其他的内分泌问题，如多囊卵巢综合征或性激素水平异常。

1.2.3　儿童肥胖的遗传因素与罕见疾病的早期诊断

尽管许多的儿童肥胖罕见疾病的临床表现包括肥胖这一共同症状，但由于这些疾病在临床上相对较少见，许多患儿在早期往往难以得到准确的诊断。大多数的肥胖病例，特别是普通肥胖，往往与不健康的饮食和缺乏运动密切相关，而罕见的遗传性肥胖综合征通常需要专业的临床知识和实验室检查才能被识别。

由于这些疾病的症状复杂且具有高度异质性，早期的诊断往往面临较大的挑战。许多疾病早期阶段的症状较为隐匿，且具有一定的多样性，易与普通肥胖混淆。因此，提高临床医生对这些疾病的识别能力，尤其是结合基因检测等技术，能够有效提高诊断的准确率。

1.2.3.1　基因检测的应用

随着基因组学的进展，基因检测在儿童肥胖及相关疾病的诊断中也发挥着重要的作用。对于患有罕见的遗传性肥胖综合征的儿童，基因检测可以帮助发现潜在的基因突变，并为诊断提供支持。通过对父母和患儿的基因进行分析，能够识别出与肥胖相关的遗传变异，从而为早期干预和治疗提供依据。

1.2.3.2　早期识别和干预的重要性

儿童肥胖的早期识别对于控制其进展至关重要，尤其当肥胖与罕见的遗传性疾病相关时，早期干预可以有效改善患儿的健康状况并延缓病情发展。例如，对于 Prader–Willi 综合征患儿，尽早限制食物摄入并进行适当的运动干预，可以有效控制其肥胖症状，并减少肥胖所带来的其他的健康问题。对于 Bardet–Biedl 综合征和 Alström 综合征患儿，及早进行多学科的治疗和管理，能够改善其生活质量，并减轻肥胖对其他系统的影响。

1.2.3.3　多学科协作管理

由于许多的罕见遗传性肥胖综合征涉及多个系统，因此需要多学科团队，包括内分泌科、营养科、儿科、心理科等专科进行联合诊治。通过跨学科合作，可以为患儿提供个性化的治疗方案，以最大限度地减轻肥胖症状并控制并发症的发展。

1.2.4 结 论

儿童肥胖不仅是一个常见的与生活方式相关的健康问题，更可能是一些罕见遗传性疾病的一种重要症状。随着遗传学和分子生物学的发展，越来越多的证据表明，肥胖与遗传变异、内分泌失调和代谢异常密切相关。对于这些罕见的遗传性肥胖综合征，早期识别和正确诊断至关重要。通过基因检测、早期筛查和多学科协作管理，可以有效地提高肥胖患儿的生活质量，并延缓或防止疾病的进一步恶化。因此，深入研究儿童肥胖与罕见疾病的关系，尤其是肥胖相关的遗传性因素，对于早期干预和精准治疗具有重要的意义。

1.3 儿童肥胖与罕见疾病的研究现状及挑战

儿童肥胖及其相关的罕见疾病的研究是当今医学领域的重要课题之一。随着全球儿童肥胖率的不断上升，罕见疾病与肥胖之间的关系日益受到关注。罕见疾病通常指发病率低、病因复杂、诊断和治疗难度较大的疾病，而肥胖作为一种常见的代谢性疾病，可能加重罕见疾病的病情，并增加诊断和治疗的复杂性。近年来，关于儿童肥胖及其相关的罕见疾病的研究取得了显著的进展，但仍面临诸多的挑战。本书将从研究现状和主要的挑战两个方面进行探讨。

1.3.1 研究现状

1.3.1.1 遗传学研究

遗传学研究在揭示儿童肥胖及其相关罕见疾病的发病机制方面取得了重要的进展。许多罕见疾病具有明确的遗传基础，如 Alström 综合征、Bardet–Biedl 综合征、Prader–Willi 综合征等。这些疾病通常由单基因或多基因突变引起，导致脂肪代谢、内分泌功能和免疫系统等多方面的异常。近年来，随着高通量测序技术的发展，研究人员能够更快速、更准确地识别与罕见疾病相关的基因突变。这些发现和技术不仅有助于理解疾病的发病机制，而且为基因诊断和遗传咨询提供了重要的依据。

1.3.1.2 代谢与内分泌研究

代谢与内分泌研究在揭示儿童肥胖与罕见疾病之间的关系方面也取得了重要的进展。肥胖常伴随代谢紊乱，如胰岛素抵抗、血脂异常和慢性炎症等，这些代谢紊乱可能诱发或加重罕见疾病。例如，Alström 综合征患者常伴有严重的胰岛素抵抗和糖尿病，这与肥胖引起的代谢紊乱密切相关。此外，内分泌系统在调节体重和代谢过程中起着关键的作用，而肥胖常导致内分泌功能紊乱。例如，Prader–Willi 综合征患者由于下丘脑功能障碍，常伴有生长激素缺乏和性腺发育不全等问题，而肥胖可进一步加重内分泌功能紊乱，导致患者出现严重的代谢并发症。

1.3.1.3　免疫学研究

免疫学研究在揭示儿童肥胖与罕见疾病之间的关系方面也取得了一定的进展。肥胖常伴随慢性低度炎症的状态。这种炎症状态可能影响免疫系统的正常功能，进而诱发或加重某些罕见疾病。例如，Alström综合征患者常伴有免疫系统异常，表现为反复感染和自身免疫性疾病。肥胖引起的慢性炎症可能进一步加重免疫系统异常，导致患者的病情复杂化。

1.3.1.4　临床研究

临床研究在改善儿童肥胖及其相关罕见疾病的诊断和治疗方面取得了重要的进展。近年来，随着多学科团队协作模式的推广，罕见疾病的诊断和治疗水平也得到了显著提高。例如，Prader–Willi综合征的治疗通常需要内分泌科、营养科、心理科和康复科等多学科团队协作，以制定个体化的治疗方案。

此外，新型药物和治疗方法的研发也为罕见疾病的治疗带来了希望。例如，生长激素替代疗法在Prader–Willi综合征患者中的应用显著改善了患者的生长和代谢状况。基因治疗和干细胞治疗等前沿技术也在罕见疾病的研究中展现出广阔的应用前景。

1.3.2　主要的挑战

尽管在儿童肥胖及其相关罕见疾病的研究中取得了显著的进展，但仍面临诸多的挑战。以下从几个方面探讨当前研究中的主要挑战。

1.3.2.1　诊断挑战

罕见疾病的诊断通常较为困难，主要原因有临床表现多样、诊断标准不明确和基因检测的局限性等。

临床表现多样： 许多罕见疾病的临床表现与肥胖相关的常见病相似，如糖尿病、高血压和心血管疾病等，这使得医生在诊断时易忽略罕见疾病的可能。例如，Alström综合征患者常伴有糖尿病和视力障碍，这些症状易被误诊为普通的2型糖尿病和近视。

诊断标准不明确： 由于罕见病的发病率低，许多疾病的诊断标准尚未完全明确，这增加了诊断的难度。例如，Bardet–Biedl综合征的诊断标准包括肥胖、视网膜色素变性和多指畸形等，但这些症状并非所有的患者都具备，且不同患者的症状的严重程度的差异较大。

基因检测的局限性： 虽然基因检测在罕见疾病的诊断中起着重要的作用，但其应用仍存在局限性。例如，某些罕见疾病的基因突变尚未完全明确，或基因检测的成本较高，难以在临床上广泛应用。此外，基因检测结果的分析和解读也需要专业的遗传学知识，这对临床医生提出了较高的要求。

1.3.2.2　治疗挑战

罕见疾病的治疗通常较为复杂，主要原因有多系统受累、肥胖对治疗的影响和长期管理的复杂性等。

多系统受累： 许多罕见疾病累及多个系统，如Alström综合征和Bardet–Biedl综合征常累及眼睛、耳朵、心脏和肾脏等多个器官。这使得治疗时需要多学科团队的协作，增加了治疗的复杂性。

肥胖对治疗的影响： 肥胖不仅可加重罕见疾病的病情，还可能影响治疗效果。例如，肥胖患者常伴有胰岛素抵抗和慢性炎症，这可能降低某些药物的疗效。此外，肥胖还可能增加手术风险，如Prader–Willi综合征患者常需要进行胃减容手术，但肥胖增加了手术的难度和风险。

长期管理的复杂性： 罕见疾病常需要长期管理，而肥胖增加了长期管理的复杂性。例如，Prader–Willi综合征患者需要严格控制饮食和进行体育锻炼，但由于食欲亢进和生长激素缺乏，患者难以坚持长期的管理方案。

1.3.2.3　研究资源有限

罕见疾病的研究通常面临资源有限的挑战，主要原因有患者的数量少、研究资金不足和研究团队缺乏等。

患者的数量少： 罕见疾病的发病率低、患者的数量较少，这限制了研究的样本量和统计效力。例如，Alström综合征的发病率约为百万分之一，这使得大规模的临床研究难以开展。

研究资金不足： 罕见疾病的研究通常需要大量的资金支持，但由于患者的数量少，研究的经济效益较低，难以吸引足够多的资金投入。例如，基因治疗和干细胞治疗等前沿技术的研究需要大量的资金支持，但由于罕见疾病的应用市场的规模较小，难以获得足够多的投资。

研究团队缺乏： 罕见疾病的研究需要多学科团队的协作，但由于罕见疾病的复杂性，研究团队的组建和协调较为困难。例如，Bardet–Biedl综合征的研究需要遗传学、代谢学、内分泌学和免疫学等多个学科的专家共同参与，这使得研究团队的组建和协调较为复杂。

1.3.3　未来的研究方向

尽管儿童肥胖及其相关罕见疾病的研究面临诸多的挑战，但未来的研究方向仍充满希望。以下从几个方面探讨未来的研究方向。

1.3.3.1　加强早期筛查和诊断

早期筛查和正确诊断是改善罕见疾病预后的关键。未来的研究应致力于开发灵敏性和特异性更高的诊断方法，如基于人工智能的影像诊断技术和基于生物标志物的实验室检测技术。此外，还应加强罕见疾病的宣传教育，提高医生和大众对罕见疾病的认知水平，促进早期干预和诊断。

1.3.3.2　推动多学科团队协作

罕见疾病的治疗需要多学科团队的协作，未来的研究应致力于推动多学科团队协作模式的普及和优化。例如，可以通过建立罕见病诊疗中心，整合内分泌科、遗传科、营养科、心理科和康复科等多学科的资源，为患者提供全面的诊疗服务。

1.3.3.3　开发新型的治疗方法

新型的治疗方法的开发是改善罕见疾病预后的重要途径之一。未来的研究应致力于开发更加有效的药物和治疗方法，如基因治疗、干细胞治疗和免疫治疗等。此外，还应加强罕见疾病药物的研发和临床试验，推动新型的治疗方法的临床应用。

1.3.3.4　加强国际合作

罕见病的研究通常需要国际合作，未来的研究应致力于加强国际合作与交流。例如，可以通过建立国际罕见疾病研究联盟，共享研究资源和数据，推动罕见疾病研究的全球合作。此外，还应加强罕见疾病研究的标准化和规范化，提高研究结果的可比性和可重复性。

1.3.4　结　论

儿童肥胖及其相关罕见疾病的研究是当今医学领域的重要课题之一。尽管在遗传学、代谢与内分泌学、免疫学和临床研究等方面取得了显著的进展，但仍面临诊断、治疗和研究资源有限等诸多的挑战。未来的研究应致力于加强早期筛查和诊断、推动多学科团队的协作、开发新型的治疗方法和加强国际合作，以改善罕见疾病的预后，提高患儿的生活质量。通过全社会的共同努力，我们有望在儿童肥胖及其相关罕见疾病的研究中取得更大的突破，为患儿带来更多的希望和福祉。

参考文献

CARVALHO L M L, JORGE A A L, BERTOLA D R, et al. A comprehensive review of syndromic forms of obesity: genetic etiology, clinical features and molecular diagnosis. Curr Obes Rep, 2024, 13（2）: 313–337.

DAI Y L, LUO F H, ZHANG H W, et al.PWS Cooperation group of rare diseases branch of Chinese pediatric society: Zhejiang expert group for PWS. Recommendations for the diagnosis and management of childhood Prader–Willi syndrome in China. Orphanet J Rare Dis, 2022, 17（1）: 221.

LITTLETON S H, BERKOWITZ R I, GRANT S F A. Genetic determinants of childhood obesity. Mol Diagn Ther, 2020, 24（6）: 653–663.

YUAN C, DONG Y, CHEN H, et al. Determinants of childhood obesity in China. Lancet Public Health, 2024, 9（12）: e1105–e1114.

ZHONG B H, NIE N, DONG M. Molecular mechanisms of the obesity associated with Bardet–Biedl syndrome: an update. Obes Rev, 2025, 26（3）: e13859.

CHAPTER 2

第 2 章
Alström 综合征

（王金玲　颜　丹）

2.1 概述与历史沿革

2.1.1 概　述

Alström综合征（ALMS；OMIM#203800）是一种超罕见的常染色体隐性遗传疾病，由位于 2p13.1 染色体上的 *ALMS1* 基因变异所致。Alström 综合征是一种累及全身多系统的进行性疾病，临床症状首先出现在婴儿期，发病年龄和严重程度的差异很大。患者通常会出现视力减退、听力障碍、肥胖、胰岛素抵抗、2 型糖尿病、心肌病等多种症状。Alström 综合征的罕见性和复杂性以及医生缺乏专业的知识，可能导致诊断延误和管理不足。多学科和多专业的专家团队对于 ALMS 患者的管理至关重要。因此，深入认识 Alström 综合征的发病机制、疾病表型，制定合理的治疗管理方案，给予早期诊断和干预，可以减缓进展至多器官功能障碍，有助于提高患者的生活质量。

2.1.2 发现与历史发展

Alström综合征于 1959 年被首次描述报道。瑞典学者 Carl–Henry Alström 与他的三位同事 Hallgren、Nilsson 和 Asander 发现了一个特殊家系中有多名成员出现了视网膜病变、耳聋、肥胖和糖尿病等一系列的症状组合，表现为明显的隐性遗传特征。Alström 等认为这是一种不同于 Laurence–Moon–Bardet–Biedl 综合征的新的遗传性综合征。相关的论文发表于 *Acta psychiatrica et neurologica Scandinavica. Supplementum*。后来，该综合征被命名为 Alström 综合征。

起初，人类对 Alström 综合征的认识非常有限，是基于临床表现来识别的。1973 年，又有学者 Goldstein 和 Fialkow 描述了一个新的 Alström 综合征家系及临床表型。他们同样认为这是一种常染色体隐性遗传模式。随着医学遗传学的发展，1997 年，*ALMS1* 基因被定位到人类染色体 2p13.1。随后的研究逐渐明确了该基因的突变可导致 Alström 综合征发生。对 *ALMS1* 基因的研究进一步加深了人们对这种疾病发病机制的理解。研究发现，

ALMS1 基因编码的蛋白可能与细胞内的纤毛结构和功能有关，而纤毛在人体诸多生理过程中发挥着关键的作用，如信号传导、细胞运动等。*ALMS1* 基因的突变会影响纤毛的正常功能，从而导致多个器官系统发生病变，累及内分泌系统、心血管系统、感觉系统、泌尿系统、消化系统及呼吸系统等。

随着对 Alström 综合征多系统受累认识的加深，现有的治疗方案更强调综合管理，即不仅要缓解各系统的症状，还要提高患者整体的生活质量，包括营养支持、心理辅导等多方面的综合干预措施。同时，随着基因治疗技术的不断发展，未来有望在基因水平对 Alström 综合征进行治疗，这也为患者带来了新的希望。接下来的章节将详细阐述 Alström 综合征的发病机制、临床表现和诊治管理的方法等。

2.2 流行病学特征

2.2.1 发病率与地理分布

Alström 综合征是一种罕见的常染色体隐性遗传疾病。在全球范围内，其确切发病率尚不明确，据估计为 1/100 万～ 1/10 万。由于发病率极低，这种疾病在临床实践中易被忽视，并且研究的样本量相对较小，给准确评估发病率带来了一定的困难。

目前，全球范围内确诊的 Alström 综合征患者大约有 1200 例，但没有证据表明 Alström 综合征存在特定的地域性。由于一些发达国家对罕见疾病的监测和报告系统相对完善，病例的发现数量可能相对较多，例如欧洲和北美有较多关于 Alström 综合征的病例报道和研究。在某些种族人群中，特定的 *ALMS1* 致病性的变异频率较高。例如，法国阿卡迪亚人存在 c.10534_10535ins 变异，20% 以上的英国本土患者存在 c.10775delC 变异。

同样，现有的研究并没有发现 Alström 综合征在男女性别中的发病率存在差异。男女患者在症状表现和严重程度上也大致相似，都可能出现视网膜病变、听力障碍、肥胖、胰岛素抵抗等典型症状。

2.2.2 危险因素与保护因素

Alström 综合征是一种由 *ALMS1* 基因突变引起的罕见疾病，其危险因素主要是遗传和基因突变。父母若携带 *ALMS1* 突变基因，子女患病的风险增加。近亲生育会提高携带相同突变基因的概率，增加患病的可能性，因此，有家族史或近亲结婚的人群应进行遗传咨询和基因检测，详细内容请阅读 2.6。目前，尚无明确的证据表明性别或种族与患病的风险相关，但某些族群可能因基因突变频率较高而增加风险。同样，其他特定环境的因素是否影响 Alström 综合征的发生尚不明确。目前，尚无特定的保护因素可以完全预防或逆转该疾病。Alström 综合征的早期诊断和综合管理可以改善患者的生活质量，是延缓疾病进展的主要措施。

2.3 发病机制的研究

2.3.1 遗传学基础

Alström综合征是由*ALMS1*基因突变引起的罕见疾病。*ALMS1*基因定位于人类染色体2p13.1，包含23个外显子，编码由4169个氨基酸组成的461kDa蛋白。迄今，已发现*ALMS1*有超260种基因变异，其中，90%为无义突变和移码突变，通常导致蛋白质翻译提前终止，从而影响ALMS1蛋白的功能。

*ALMS1*基因的常见的变异主要集中于外显子8、外显子10和外显子16。这些区域是*ALMS1*基因突变的热点区域，占所有已知变异的90%。目前，国际上的报道中较常见的*ALMS1*变异有10775delC、c.10483delC、11316_11319delAGAG、c.11449C＞T和c.10831_10832del等。在中国家系中，最常见的为外显子10上的c.8335C＞T（Q2471X）的无义突变。有研究发现，仅携带外显子8致病变异的Alström综合征患者，似乎具有延迟和较轻的肾脏并发症，这可能是由于不同剪接亚型的组织特异性表达所致。

近年来，随着研究的深入，一些新的*ALMS1*基因变异被发现，例如，c.468dupT和c.10819C＞T的复合杂合突变、c.12160C＞G（p.R4054G）和外显子18～21的大片段缺失等，这些变异在*ALMS1*基因的突变谱中扩展了已知的变异类型。

2.3.2 发病机制

*ALMS1*基因编码由4169个氨基酸组成的ALMS1蛋白。ALMS1蛋白在多种组织和器官中广泛表达，包括视网膜、耳、心脏、胰腺、肝、肾等。免疫印迹分析表明，除了全长蛋白质（预测分子量为461kDa）外，还存在较短（约350kDa）的同工型，再加上选择性剪接证据，进一步增加了ALMS1亚型的可能性。

ALMS1蛋白定位于中心体和纤毛基部，参与纤毛的形成、定位和维持。初级纤毛是细胞表面的微小突起延伸形成的小细胞器。对于人体的许多功能，如在气味受体（嗅觉神经元）、机械感受器（肾脏）或在光检测和光转导（视网膜）中，纤毛都发挥关键的作用。纤毛的主要的结构成分是微管。它有一个典型的"9＋2"结构，即周围是9组二联微管环绕，中间是2根单独的微管。这种微管结构为纤毛提供了基本的支撑框架，保证了纤毛的形状和强度。中心体是动物细胞的微管组织中心。研究表明，ALMS1蛋白在整个有丝分裂过程中都保留在中心体，在信号传导、细胞运动和感知外界环境等方面起关键的作用。ALMS1蛋白还参与细胞内体运输和细胞周期的调控，影响细胞的分化和代谢平衡、纤毛信号通路、细胞周期控制和细胞内转运等。

纤毛的运动受到多种因素的调控。钙离子（Ca^{2+}）在纤毛运动的调控中起着关键作用。细胞外的钙离子可以通过电压门控钙离子通道流入细胞内，使细胞内钙离子的浓度升高。升高的钙离子浓度会激活钙调蛋白激酶Ⅱ，进而磷酸化与纤毛运动相关的蛋白，增强纤毛的摆动。同时，钙离子还能影响纤毛的长度和形态，从而影响纤毛运动的效率。另外，腺苷酸环化酶（adenylate cyclase，AC）可以产生 cAMP。cAMP 能够激活蛋白激酶 A（PKA）、PKA 磷酸化轴丝连接蛋白（nexin）等相关蛋白，从而调控纤毛的运动。研究发现，氧化还原状态是一种全新的调控纤毛协调性摆动的信号。例如，cyb5d1 蛋白含有 heme–binding 和 cordon–bleu ubiquitin 两个保守的结构域，在具有动纤毛的物种中高度保守。它可以整合环境和细胞内的氧化还原信号，通过调控纤毛内的氧化还原态来调控协调性摆动。此外，动力蛋白的活性和与微管的结合能力会影响纤毛的运动，神经内分泌激素及某些药物可以影响纤毛的运动。例如，β–肾上腺素能激动剂可以增加纤毛运动的频率，而烟草烟雾中的尼古丁等毒素则可以抑制纤毛的运动。

Alström 综合征的病因是 ALMS1 蛋白功能丧失而导致纤毛结构和功能异常，故被定义为纤毛病。Alström 综合征的发病机制十分复杂，现有研究已发现初级纤毛功能障碍是其多系统受累的核心机制。

Alström 综合征肥胖的发生机制是脂肪代谢和能量平衡调节机制出现紊乱。目前认为 Alström 综合征肥胖是通过瘦素—黑皮质素途径影响下丘脑。纤毛在脂肪细胞和下丘脑等与代谢调节相关的细胞中发挥作用，如在下丘脑的某些神经元纤毛可以感知营养物质等信号。研究发现，Alström 综合征的小鼠摄入的能量明显增加，并且 ALMS1 突变小鼠的下丘脑的纤毛神经元的百分比显著降低，其消耗的能量明显下降。尽管具体的机制尚不清楚，ALMS1 基因突变影响了这些纤毛的功能，导致患者的食欲调节异常，能量消耗减少，从而引起肥胖。

Alström 综合征患者在临床上多有糖耐量异常、2 型糖尿病的发生，这是因为纤毛功能障碍影响糖代谢。ALMS1 通过脂肪组织中的 GLUT4 运输途径在葡萄糖稳态中的直接作用得到了证实。在 ALMS1GT/GT 和澳大利亚脂肪（foz/foz）小鼠模型中，高胰岛素血症发生较早，胰岛显示广泛的 β 细胞增殖，伴随着胰岛素抵抗，进而使血糖升高，增加患 2 型糖尿病的风险。

纤毛功能障碍还造成其他系统器官的特异性损伤。例如，纤毛功能障碍还会导致视网膜营养不良，内耳纤毛功能障碍导致感音神经性听力损失。ALMS1 突变可能导致扩张性心肌病和心力衰竭，尤其是携带外显子 8 之前截断变异的患者更易出现婴儿期心肌病。ALMS1 突变与非酒精性脂肪性肝病和肾功能异常相关。肾小管细胞纤毛功能异常可能导致肾小管功能障碍。

总之，ALMS1 基因突变通过影响纤毛功能、代谢调控和器官发育，导致 Alström 综合征的多系统功能障碍。其病理生理机制复杂，涉及多个组织和器官的相互作用。未来的研究需要进一步揭示 ALMS1 蛋白的具体的功能机制。

2.4 临床表现与诊断

2.4.1 临床表现的概述

Alström综合征是一种罕见的多系统遗传性疾病，往往累及内分泌系统、心血管系统、感觉系统、泌尿系统、消化系统及呼吸系统等。其临床表型的异质性较大，即使在携带相同基因变异的家庭之间，甚至在家庭内部，其临床特征、起病时间和严重程度也可能有很大的差异。这对疾病诊断带来了挑战。Alström综合征的首发症状往往是由视网膜色素变性引起的眼球震颤和/或婴儿发病的心肌病，还有的症状包括早发性肥胖、进行性感音神经性听力损失、2型糖尿病、青少年或成人发作的心肌病、肝脂肪变性和进行性肾功能不全。此外，该综合征作为一种进行性疾病，极大地影响患者的生活质量，甚至可能导致患者过早死亡。

2.4.1.1 特殊面容及体型变化

Alström综合征患者往往没有面部畸形，但有明显的面部特征，包括深陷的眼睛和圆脸、厚耳、过早额秃和头发稀疏。许多患者有额肌间肥厚症。此外，患者还会有牙齿异常，包括牙齿变色、牙龈炎、门牙之间的空隙过大、多牙或缺牙。大多数的患儿有特征性的宽、厚、扁平足，手指和足趾短粗，但一般没有多指/趾畸形或并指/趾畸形。胸椎和腰椎的脊柱侧弯与后凸通常在十几岁时就会出现，而且发展迅速。许多患者的肩膀上方的脂肪组织增多，形成"水牛背"样改变。

2.4.1.2 视力障碍

视力障碍是Alström综合征最早期和最典型的临床表现之一，主要表现为视网膜色素变性，其发生机制与视网膜感光细胞的退化和丧失有关，是该疾病的早期的标志性表现。大多数的患者在婴幼儿时期开始出现视力问题，如畏光和眼球震颤，且随着时间的推移，症状逐渐加重，通常会在青少年时期发展为严重的视力丧失或失明。光学相干断层扫描检查显示，可以观察到患者眼睛有中央黄斑变化，最初为轻微改变，后续逐渐进展，最终导致光感受器和视网膜色素上皮细胞的丧失。光学相干断层扫描上显示的黄斑变化的严重程度与视力障碍的严重程度相关。视网膜变性的严重程度和发病年龄的影响关系因人而异。虽然许多人在20多岁时失去了对光的所有感知，但仍有少数人在30多岁时还能够阅读。

2.4.1.3 进行性感音神经性听力损失

大多数的患者会出现轻度至中度双侧感音神经性听力损失。这种损失通常在小学入学前被发现，并缓慢进行，尤其是在高频的范围内。少数（约10%）的患者会发展为极重度耳聋，必须依靠触觉和手语进行交流。有证据表明，部分的患者还存在前庭功能障碍。由于听力损失是逐渐发展的，而且是在语后发病，因此，儿童通常不会出现与耳聋相关的言语问题。此外，Alström 综合征患者中耳炎的发病率很高，且易进展为胶耳，从而加重现有的感音神经性听力损伤。

2.4.1.4　早发性肥胖

肥胖症是绝大部分 Alström 综合征患者在早期都会出现的一个特征。肥胖的出现一般发生在婴儿期，并且往往无法避免。虽然这些患者出生时的体重在正常的范围内，但受影响的患者通常在 3 岁时变得肥胖（体重大于同年龄、同性别的儿童第 95 个百分位数）。部分患者的肥胖在青春期后可能会有所缓解，但仍有部分患者从儿童肥胖逐渐发展为成人肥胖。患者往往会表现出食欲亢进和对食物着迷，典型的体型是宽肩、桶状胸、"粗壮"身材和肥胖的躯干。目前，Alström 综合征患者肥胖的原因尚不明确，有研究根据 *ALMS1* 基因在小鼠脑内的表达模式推测，该临床表现可能与下丘脑受累相关。

2.4.1.5　矮身材

据报道，许多 Alström 综合征病例存在生长激素缺乏和生长激素轴紊乱。这些患者出生时的身长和体重均在正常的范围内，并在儿童期相对于同年龄、同性别的儿童生长更为迅速（大于第 50 个百分位数），骨龄常提前 2 ～ 3 年。然而，生长板过早闭合，导致这些患者在 14 ～ 16 岁时的身高落后于同年龄、同性别的儿童第 50 个百分位数。在 16 岁以上的患者中，约 98% 的人的身高低于同龄人的第 5 个百分位数。

2.4.1.6　糖尿病

受影响的 Alström 综合征患者表现为 2 型糖尿病，其特征是严重的胰岛素抵抗，通常在 18 个月到 4 岁之间出现高胰岛素血症。同时，患者的颈部、腋窝、肘部和膝盖等部位会出现黑棘皮的表现。糖尿病的发病年龄因人而异，最早为 4 岁，平均为 16 岁。除了胰岛素抵抗外，胰岛 β 细胞衰竭也被认为是导致糖尿病发病的一个因素。在一项针对 12 名无血缘关系的 Alström 综合征患者进行的小型研究中发现，肥胖随着年龄的增长而减少，而胰岛素抵抗却随着年龄的增长而增加，即高胰岛素血症与肥胖的程度不成比例。与此相一致的是，在另一项研究中，将 38 名 Alström 综合征患者与 76 名年龄、性别和体质指数相匹配的对照组进行了比较，结果表明，Alström 综合征患者的胰岛素抵抗的严重程度是同样肥胖者的对照组的 5 倍以上。而代谢综合征在 Alström 综合征患者中的发病率是对照组的 10 倍。目前的研究发现，Alström 综合征患者极少发生糖尿病周围神经病变，甚至没有足部溃疡的风险。相比之下，未患有 Alström 综合征的青少年期 2 型糖尿病患者中有 30% 患有严重的周围神经病变。

2.4.1.7　性腺发育异常

在受影响的男性中，睾丸、阴茎和相关结构的青春期发育延迟，通常伴有男性乳房发育和男性不育，这提示存在高促性腺激素性性腺功能减退症。对这部分患者的睾丸进行活检显示睾丸萎缩，只有少量的睾丸间质细胞，并出现生精小管纤维化。在受影响的女性中，外生殖器和乳腺的发育通常正常进行，月经初潮的时间也不会延迟。少数患者可能有青春期提前，乳房发育延迟。腋毛和阴毛等第二性征正常，外生殖器、子宫和输卵管正常，但女性患者的月经通常较少或零星，月经周期不规则。虽然女性患者的促性腺激素和雌激素水平保持在正常的范围内，但可观察到高雄激素血症。据报道，卵巢囊肿的发病率相对较高（＞20%），这可能与肥胖和高胰岛素血症有关。

2.4.1.8 进行性肾功能不全

缓慢进展的肾病、进展性肾小球纤维化和肾功能逐渐受损是Alström综合征成年患者的主要特征，但其发病年龄、进展速度和严重程度各不相同，可在儿童中期至成年期发病，而终末期肾病最早可在十几岁的中后期发生。患者的症状可以从慢性轻度肾功能障碍到终末期肾衰竭不等。组织病理学的变化包括肾小管透明化、间质纤维化和肾小管萎缩。有证据表明，*ALMS1*基因变异的位置可能对Alström综合征患者患肾病的严重程度有影响。

2.4.1.9 泌尿系统异常

约有50%的患者会出现不同程度的泌尿系统疾病。轻度的表现有尿急和排尿间隔时间长。中度表现有尿频、尿失禁以及与反复感染有关的症状。较严重的表现很少出现（＜2%），包括尿失禁或尿潴留恶化，这些症状可能交替出现。复发性尿路感染或膀胱炎在男性和女性患者中都很常见。一部分患者会出现更严重的并发症，如明显的尿频和尿急、尿失禁、明显的会阴部或腹部疼痛，这些需要进行手术治疗。

2.4.1.10 心肌病

超过60%的Alström综合征患者会出现扩张型或限制型心肌病，其中新生儿期至婴儿早期和青春期至成年期的发病率最高。大多数的患者在出生后几个月会突然出现心房颤动，约2/3的患者在出生后1周至16个月内发展为心肌病并进展为充血性心力衰竭。危及生命的心房颤动可能是在受影响的婴儿中被最先发现的症状之一，甚至在出现眼球震颤之前就已出现。值得注意的是，有婴儿期心肌病的Alström综合征患者的比例可能被低估，因为有些婴儿可能在诊断为Alström综合征前就已死亡。许多婴儿的心功能在3岁时会有所改善，并在多年内保持稳定，功能处于"低正常"的状态。在青春期或成年后，扩张型心肌病或充血性心力衰竭可能突然复发。还有一些患者在青春期或成年后首次发生扩张型心肌病。因此，所有的Alström综合征患者在任何时候都有罹患扩张型心肌病的风险。

2.4.1.11 肝功能异常

几乎所有的Alström综合征患者都有可能出现某种程度的肝脏受累，其发病年龄、临床过程和预后差异很大，患者罹患晚期非酒精性脂肪肝和肝硬化的风险与他们的年龄、体重指数和糖尿病的病程不成比例地增加。血浆中的肝酶浓度通常在儿童早期就开始升高，但没有明显的临床表现。肝脏和脾可能肿大，B 超检查可能显示脂肪变性。在疾病后期，肝功能会出现紊乱，有些患者的肝病会在 20 ～ 30 岁时进展为肝硬化和肝功能衰竭。肝活检和尸检可发现不同程度的脂肪性肝炎、肝纤维化、肝硬化、伴有淋巴细胞浸润的慢性非特异性活动性肝炎和斑片状坏死。由晚期肝硬化引起的门静脉高压导致上消化道出血，从而导致数名患者死亡。

2.4.1.12　呼吸系统疾病

慢性呼吸道疾病是其最常见的症状之一，肺部受累的严重程度从频繁的上下呼吸道感染到肺纤维化和肺动脉高压不等。长期发炎的气道反应过度，对诱发或刺激因素高度敏感，随着炎症的持续，肺部会被纤维化病变浸润。一些老年患者会表现出慢性阻塞性肺疾病或急性呼吸窘迫综合征，但因为 Alström 综合征患者很难进行深呼吸，所以较难评估肺功能。呼吸道感染患者的血氧饱和度突然降低会导致一些患者死亡。

2.4.1.13　其他的临床表现

约 40% 的患者会出现高血压，甚至早在 2 岁时就会出现。其中，继发性高血压的很大一部分的原因是肾脏受损和肾功能不全。此外，既往也有病例报道过失神发作、共济失调和不明原因的肌肉疼痛等神经系统症状。

2.4.2　实验室检查与辅助检查

Alström 综合征的确诊依赖于实验室检查和多种辅助检查。由于该病涉及多个器官和系统，实验室检查和辅助检查的目的是明确致病基因，评估受累系统的功能，追踪病情进展，并帮助做出明确的诊断。通过综合分析这些结果，能够更好地理解患者的病情进展，并为其提供个性化的治疗和管理方案。以下是 Alström 综合征常用的实验室检查和辅助检查的项目。

2.4.2.1　基因检测

基因检测是诊断 Alström 综合征的金标准。随着 Alström 综合征的临床表现多样化，较多的患者呈现不典型的临床症状，为明确诊断，建议对具有临床特征的患者进行基因检测。通过分子遗传学检测以明确 *ALMS1* 中的双等位基因致病的变异，可以在各年龄段的个体中建立 Alström 综合征的分子诊断。

基因检测的方法可根据临床表型的情况，通常采用靶向基因检测（单基因检测、多基因测序面板）与基因组测序（外显子组测序、外显子组芯片、全基因组测序）相结合的方法，详细的介绍见 2.6。在确诊 Alström 综合征时，基因检测不仅可以确定患者的基因变异的类型，还可以用于家系筛查，以识别潜在的携带者。此外，明确基因变异的位点及类型可能对了解疾病的发展及预后有指导性的意义。

2.4.2.2 视力检查

Alström综合征的一个早期标志是视力问题，常伴随视网膜色素变性和进行性视力丧失。以下是用于评估视觉功能的主要的检查项目。

（1）视网膜电图（electroretinogram，ERG）：ERG用于评估视网膜中感光细胞的功能，是Alström综合征患者中早期诊断视网膜退化的重要工具。在疾病的早期，ERG可能显示出显著的视网膜功能减退或消失，尤其是杆状细胞和锥状细胞的反应降低。

（2）眼底检查：眼底镜检查可显示视网膜色素变性典型的表现，包括视网膜色素的异常沉积、视神经萎缩等。

（3）视力测试：定期进行标准的视力测试，以监测视力的逐渐恶化。

（4）视野检查：用于评估患者视野的丧失情况，尤其是管状视野的出现。

2.4.2.3 听力检查

许多Alström综合征患者伴有进行性感音神经性听力损失。以下的检查可用于评估听力功能。

（1）听力图（audiogram）：用于测量不同频率的听力阈值，能够帮助确定听力损失的程度和类型。

（2）脑干听觉诱发电位（brain stem auditory evoked potential，BAEP）：评估听觉通路的传导功能，检测听觉神经及中枢传导系统的异常。

2.4.2.4 心脏检查

心脏病变，尤其是扩张型心肌病，是Alström综合征患者常见的并发症，且可能在儿童时期表现出来。因此，心脏功能的评估对早期发现心脏问题至关重要。

（1）超声心动图：用于评估心脏的结构和功能，特别是心室扩张和收缩功能的变化。扩张型心肌病可导致心室扩大和心功能衰竭。

（2）心电图（electrocardiogram，ECG）：用于检测心脏传导系统的异常，可能会出现心律失常或心室肥大等心脏问题。

（3）24小时动态心电图（Holter监测）：持续监测心脏电活动，能够发现间歇性或短暂的心律异常。

2.4.2.5 内分泌代谢检查

Alström综合征患者常有肥胖、胰岛素抵抗，进而发展为2型糖尿病。此外，甲状腺功能和肾上腺功能也可能受到影响，因此，内分泌代谢检查应是常规的检查项目。

（1）空腹血糖和糖化血红蛋白（HbA1c）：用于评估血糖水平，判断患者是否发展为糖尿病。

（2）胰岛素水平：空腹和餐后胰岛素水平检测用于评估胰岛素抵抗的程度。

（3）血脂谱：检测胆固醇和甘油三酯的水平，以评估代谢综合征的风险。

（4）甲状腺功能检查：通过检测促甲状腺激素和甲状腺激素水平来评估甲状腺的功能。

（5）肾上腺激素检查：评估是否存在肾上腺功能减退或异常。

2.4.2.6 肾脏功能检查

Alström 综合征患者可能伴发慢性肾病，因此，肾功能的评估至关重要。

（1）血清肌酐和尿素氮：用于评估肾功能，检测肾脏排除代谢废物的能力。

（2）尿常规：用于检测蛋白尿、血尿等肾脏损害的早期标志。

（3）肾脏超声：评估肾脏的大小和结构是否正常，有助于早期发现肾脏疾病。

2.4.2.7 肝脏功能检查

部分 Alström 综合征患者可能出现肝功能异常，特别是在患有代谢综合征的情况下。因此，肝功能检查如下。

（1）肝功能指标：如谷丙转氨酶、谷草转氨酶、碱性磷酸酶等，可以评估肝脏的健康状况。

（2）肝脏超声：用于评估肝脏的大小和结构，检测是否有脂肪肝或其他的肝脏疾病。

2.4.2.8 肺功能检查

虽然 Alström 综合征患者的肺部病变不如其他的系统常见，但随着年龄的增长，肺功能可能受到影响。肺功能检查用于评估呼吸系统是否受到累及。

（1）肺功能测试（spirometry）：用于检测肺的通气功能，评估气流限制或肺容积减低等问题。

（2）胸部影像学检查：包括胸部 X 线或 CT 扫描，可用于评估肺部结构和检测是否有肺部纤维化或其他的异常。

2.4.2.9 骨骼和关节评估

由于 Alström 综合征患者可能有肥胖、内分泌失调和代谢异常，骨骼和关节问题可能会逐渐显现。

（1）骨密度测定：用于评估骨质疏松的风险。

（2）X 线或 MRI：用于检测关节退行性变、骨骼异常或肥胖引起的骨骼负担。

2.4.2.10 影像学的辅助检查

（1）腹部超声：用于评估肝脏、肾脏、胰腺的结构和功能，早期发现脂肪肝、肾脏疾病或胰腺功能异常。

（2）MRI 或 CT 扫描：在怀疑有神经系统受累或复杂的器官问题时，可能会进行详细的影像学检查，如脑部、脊柱或腹部器官的成像。

2.4.3 诊断标准与鉴别诊断

2.4.3.1 诊断标准

Alström综合征的特征是一系列进行性和多变的疾病症状。因此，主要依据观察到的临床特征进行诊断，并可通过基因检测技术来明确诊断。但由于部分的临床特征（如2型糖尿病、肝功能异常、肾功能受损等）的发病时间较晚，可能到青少年时期才会显现，因此很难对患病幼儿进行早期诊断。随着患儿的长大，Alström综合征的临床表现也会越来越典型。此外，如果在患者身上发现了遗传自父母的2个*ALMS1*基因变异，那么无论患者处于哪个年龄段，都可以确诊为Alström综合征。但由于2个致病变异并不总是很容易确定，因此，Marshall等为不同的年龄段的患者制定了一套诊断标准（表2.1）。为了帮助临床医生进行早期诊断，我们根据不同的年龄段制定了诊断的主要标准，以及次要标准。

表2.1　基于不同的年龄段的Alström综合征的诊断标准

因素	出生至2岁	3~14岁	15岁至成年
确诊	2个*ALMS1*基因变异	2个*ALMS1*基因变异	2个*ALMS1*基因变异
最低的诊断要求	（1）2个主要标准，或（2）1个主要标准和2个次要标准	（1）2个主要标准，或（2）1个主要标准和3个次要标准	（1）2个主要标准和2个次要标准，或（2）1个主要标准和4个次要标准
主要标准	（1）*ALMS1*的一个等位基因发生变异和（或）有Alström综合征家族史 （2）视力障碍（眼球震颤、畏光）	（1）*ALMS1*的一个等位基因发生变异和（或）有Alström综合征家族史 （2）视力障碍（眼球震颤、畏光、视力减退，如果年龄足够进行测试：通过视网膜电图检查发现锥状细胞营养不良）	（1）*ALMS1*的一个等位基因发生变异和（或）有Alström综合征家族史 （2）视力障碍（婴儿或儿童期有眼球震颤病史、失明、视网膜电图检查显示锥状细胞和杆状细胞营养不良）
次要标准	（1）肥胖 （2）扩张型心肌病伴充血性心力衰竭	（1）肥胖和（或）胰岛素抵抗和（或）2型糖尿病 （2）扩张型心肌病伴充血性心力衰竭 （3）听力受损 （4）肝功能异常 （5）肾功能衰竭 （6）骨龄提前	（1）肥胖和（或）胰岛素抵抗和（或）2型糖尿病 （2）扩张型心肌病伴充血性心力衰竭 （3）听力受损 （4）肝功能异常 （5）肾功能衰竭 （6）矮身材 （7）男性：性腺功能减退 （8）女性：月经不调和（或）雄激素过多
其他的可变支持的证据	（1）反复肺部感染 （2）正常指/趾 （3）生长发育延迟	（1）反复肺部感染 （2）正常指/趾 （3）生长发育延迟 （4）高脂血症 （5）脊柱侧弯 （6）扁平足 （7）甲状腺功能减退症 （8）高血压 （9）反复尿路感染 （10）生长激素缺乏	（1）反复肺部感染 （2）正常指/趾 （3）生长发育延迟史 （4）高脂血症 （5）脊柱侧弯 （6）扁平足 （7）甲状腺功能减退症 （8）高血压 （9）反复尿路感染/泌尿系统功能障碍 （10）生长激素缺乏 （11）脱发

2.4.3.2　鉴别诊断

（1）Bardet–Biedl 综合征（BBS）：是一种常染色体隐性遗传病，目前已发现超过 21 个致病基因，但该病的具体的致病机制尚不明确。BBS 患者与 Alström 综合征患者的临床表型有部分的重叠，两者均会表现出视锥视杆细胞营养不良、向心性肥胖、性腺功能减退、肾功能不全，但 BBS 患者的视力障碍往往较晚发生，且 BBS 患者往往会有多趾（指）畸形、认知障碍。此外，听力障碍在 BBS 患者中更常见（约 5%），而糖尿病则在 BBS 患者中较少（5%~10%）发生。

（2）Leber 遗传性视神经病变（Leber's hereditary optic neuropathy，LHON）：与 Alström 综合征一样都是导致视力丧失的遗传性疾病，但它们有显著的临床特征和遗传基础的差异，能够帮助鉴别诊断。LHON 为线粒体遗传病，且主要影响视神经，以视神经病变为核心表现，通常不会累及其他的系统。此外，LHON 患者的视力丧失的主要特征是急性或亚急性无痛性中心视力丧失。通常，患者在 15~35 岁之间开始发病，最初为单眼视力下降，随后几周至几个月内另一眼的视力也受累。

（3）全色盲（achromatopsia，ACHM）：同样是一种常染色体隐性遗传病。该病的主要的致病基因有 *CNGA3*、*CNGB3*、*GNAT2*、*PDE6C*、*PDE6H* 和 *ATF6* 等。致病机制主要是视锥细胞功能受损或完全丧失，导致色觉缺陷和其他的视力问题，因此，在疾病早期阶段需与 Alström 综合征鉴别。ACHM 的症状局限于视觉系统，而 Alström 综合征为多系统疾病；发病年龄上，ACHM 通常在出生或婴儿期表现明显，而 Alström 综合征的全身症状往往随年龄的增加而逐渐显现。

（4）线粒体疾病：该类疾病是一种多系统疾病。该病的患者与 Alström 综合征患者一样会表现出心肌病、感音神经性耳聋、视神经萎缩等。但是线粒体疾病还可能累及中枢神经系统，引起肌力改变，且患者的症状往往呈进行性，发病年龄往往较晚。此外，线粒体疾病是由线粒体 DNA 或核 DNA 突变引起，遗传方式多样，而不仅仅为常染色体隐性遗传。

（5）早发性扩张型心肌病（early–onset dilated cardiomyopathy，EDCM）：和 Alström 综合征一样都可能表现为心脏病，但其病因和伴随症状存在显著的差异。EDCM 主要是由遗传突变引起，涉及的致病基因较多，如 *LMNA*、*TNNT2* 等，导致心脏扩张和收缩功能减弱，通常无明显的其他的系统性表现。相反，Alström 综合征是一种多系统遗传病，除了心脏病，还有肥胖、视网膜病变、糖尿病等症状。

2.5　治疗与管理

Alström 综合征目前尚无治愈的方法，治疗主要是针对症状进行管理，管理的重点在于早期发现和干预并发症，减缓疾病的进展，提高患者的生活独立性和总体的健康水平。尽管目前没有根治的方法，但通过积极的多系统症状的管理和定期随访，患者的生活质量可以显著得到改善。以下是从不同系统的治疗与管理角度进行描述。

2.5.1　视力管理

虽然无法阻止Alström综合征患者视力的进行性恶化，但有一些管理措施可以帮助患者适应视力下降。

- **低视力辅助设备：**随着视力的逐渐丧失，患者可以使用助视器、放大镜、屏幕阅读软件、盲文设备等辅助工具，帮助他们应对日常生活中的视觉障碍。
- **环境调整：**将家庭和学习环境中的照明和对比度进行调整，以便患者更容易进行视觉识别。
- **定期眼科随访：**虽然目前没有有效的治疗方法来阻止视网膜退化，但定期进行眼科检查可以监测视力的变化，及时调整应对的措施。

2.5.2　听力管理

- **助听器：**在早期听力有损失时，助听器可以显著改善听力的功能，帮助患者更好地参与交流。
- **植入人工耳蜗：**对于助听器效果不佳的患者，植入人工耳蜗是一种替代方案，可以通过电子信号刺激听觉神经来改善听力。
- **定期进行听力评估：**听力随访和定期检查有助于及时发现听力损失的进展，并根据患者的情况来调整治疗方案。

2.5.3　心脏疾病管理

2.5.3.1　药物治疗

患者常需要使用心脏药物来控制心脏的功能。

- **β受体阻滞剂：**如美托洛尔，能够减缓心脏收缩的频率，降低心肌的耗氧量。
- **血管紧张素转换酶抑制剂：**如依那普利，可以降低血压，减轻心脏的负担。
- **利尿剂：**用于减轻水肿症状和防止心力衰竭恶化。

对于心力衰竭晚期的患者，可能需要考虑心脏移植作为治疗选择。

2.5.3.2　定期进行心脏检查

应用超声心动图、心电图等检查定期监测心脏功能，以便及时调整治疗方案。

2.5.4　糖尿病与代谢管理

2.5.4.1　饮食管理和生活方式的干预

控制饮食中糖分和脂肪的摄入，增加高纤维、低糖饮食，同时鼓励适当的运动，以控制体重和血糖水平。

2.5.4.2　药物治疗

- **口服降糖药：**如二甲双胍，能够降低肝糖输出，改善胰岛素的敏感性。
- **胰岛素治疗：**对于血糖控制较差的患者，可能需要使用外源性胰岛素来维持正常的血糖水平。

2.5.4.3　定期监测血糖

患者应定期监测空腹血糖和糖化血红蛋白（HbA1c），以评估糖尿病的控制情况。

2.5.5　肥胖管理

- **饮食控制：**制定低热量、营养均衡的饮食方案，减少高脂肪和高糖饮食的摄入。
- **运动疗法：**适当的体育锻炼有助于控制体重，改善代谢功能和心血管的健康。
- **药物治疗：**对于难以通过饮食和运动控制体重的患者，可能需要考虑使用减肥药物。

2.5.6　肾脏疾病管理

- **血压控制：**高血压是肾脏病变的危险因素，患者可能需要使用降压药物来控制血压。
- **蛋白尿的治疗：**蛋白尿是肾功能损害的早期信号，使用药物，如血管紧张素转化酶抑制剂，能够减少蛋白尿的出现，延缓肾功能的恶化。
- **透析和肾脏移植：**对于发展为终末期肾病的患者，可能需要透析或肾脏移植作为治疗的选择。

2.5.7　呼吸系统管理

- **持续气道正压通气**（continuous positive airway pressure，CPAP）：对于有睡眠呼吸暂停的患者，夜间使用CPAP装置可以有效缓解症状。
- **体重控制：**减轻体重有助于缓解呼吸问题，特别是睡眠呼吸暂停的患者。

2.5.8　内分泌与生长发育管理

- **甲状腺激素替代治疗：**对于有甲状腺功能减退的患者，可使用左旋甲状腺素替代治疗，以维持正常的甲状腺功能。
- **性腺功能替代治疗：**对于青春期延迟或性腺功能低下的患者，可能需要性激素替代治疗来促进正常的生长发育。

2.5.9　心理和社会支持

Alström综合征是一种慢性、进行性的多系统疾病，给患者和家庭带来巨大的压力。心理和社会支持在患者的长期管理中起着至关重要的作用。

- **心理咨询：**提供心理健康的支持，帮助患者和家属应对长期的疾病管理和心理压力。
- **社会支持服务：**帮助患者获得必要的社会支持和资源，改善生活质量。

● **康复训练:** 对于视力、听力或运动功能受限的患者，提供专门的康复训练以提高
独立生活的能力。

2.5.10 多学科综合协作与随访管理

Alström综合征的疾病管理涵盖内分泌科、心血管科、眼科、耳科、肾脏科及呼吸和
遗传咨询等多个领域，故需要多学科团队协作管理。目前，中国仅有少数几家大型三甲
儿童医院开展肥胖罕见病的多学科综合治疗协作组（multi–disciplinary team，MDT）。以
最先开展肥胖罕见病MDT的浙江大学医学院附属儿童医院（以下简称为浙大儿院）为例，
由浙大儿院内分泌科牵头，联合眼科、心血管科、耳科、肾脏科、呼吸科和遗传咨询科等
多学科的专家，对Alström综合征患儿进行规范的临床评估：根据病情，设定个体化的治
疗方案和随访计划，定期评估各系统的功能，以减缓疾病的进展，提高患者的生活独立性
和总体的健康水平。Alström综合征患者的评估内容及频率详见表2.2。

此外，浙大儿院内分泌科已发起全国多中心肥胖罕见病的临床研究，联合国家儿童健
康与疾病医学研究中心纤毛病实验室，开展Alström综合征纤毛病的基础科研的工作，从
纤毛并发病的机制领域积极推进Alström综合征的研究，寻找致病基因变异的干预位点，
探索潜在的特异治疗靶点，为Alström综合征的治疗带来新的突破。

表2.2　Alström综合征患者的随访评估表（依据受累系统区分）

类别	检查项目	需关注的指标或注意事项	常规的复查时间
眼睛	视网膜色素变性视野检查	1.术中可能使用镇静剂，需告知相关的医生和麻醉师有出现突然缺氧的风险 2.由于Alström综合征患儿的视网膜几乎无功能锥状细胞感应光，因此信号通常很难被检测到。可以用小隐形眼镜将电极传感器直接放在角膜上，而不是放在下眼睑上，这样就可以检测到非常弱的信号	只要年龄足够大就进行，有助于诊断
	视敏度		每年1～3次
	眼底检查	异常的眼底检查结果包括血管变窄、视盘苍白、黄斑轮廓不清、视网膜色素上皮细胞异常等	每年1～3次
心脏	心电图	必要时行24小时动态心电图	每年1～3次
	心脏超声	1.注意左右心室的大小（特别是左心室） 2.左心室的长径与短径 3.左心室的容量（左心室的舒张末期和收缩末期） 4.左室射血分数 5.室壁运动的情况 6.三尖瓣反流的跨瓣压差	如果有症状，每年2～3次；如无，每年1次
	血压	必要时行24小时血压监测	常规监测
	心脏磁共振	1.纵向弛豫时间定量成像：可用于评估弥漫性纤维化 2.细胞外体积分数、左室射血分数、左室舒张末期容积、整体纵向应变	
	胸部X线片	肺动脉高压：肺动脉总干弧突出、右下肺动脉横径≥15mm、横径与气管横径的比值≥1.07	
	心力衰竭标志物	B型利钠肽、N末端脑钠肽前体等	

类别	检查项目	需关注的指标或注意事项	常规的复查时间
呼吸系统	肺功能	1.婴幼儿（3 岁以下）：潮气呼吸肺功能检查、婴幼儿体描仪、快速胸腹挤压法（需在睡眠的状态下进行） 2.学龄前儿童（3～6 岁）：肺量仪测定最大的呼气峰流速—容量曲线、脉冲振荡肺功能 3.学龄儿童（>6 岁）：肺量仪测定获得最大的呼气流速—容积曲线，确定肺容积和各种流速指标；脉冲振荡肺功能测定气道阻力；最大的呼气峰流速仪测定峰流速；体描仪测定气道阻力、功能残气量、流速—容积曲线	每年 1～3 次（如果年龄足够大）
	氧饱和度监测	在手术和/或严重疾病的情况下	
	胸部 X 线片、胸部CT	部分患者可见肺纤维化的表现。X 线片可能无法很好地呈现病情的严重程度，所以必要时可行胸部 CT 检查	
	多导睡眠图监测		
耳朵	纯音测听评估	1.听力图呈向下倾斜的结构，表明左右耳均有对称性的听力损失 2.低频通常只有轻度损失，高频则有轻度到中度损失。这两种情况都会随着年龄的增长而加重	每年 1 次（如果年龄足够大）
	耳声发射		每年 1 次（如果年龄足够大）
肾脏	血生化（肌酐、尿素氮）	患者最初可能仅表现为血肌酐、尿素氮水平升高	儿童期开始评估；超过 14 岁后每年 1 次
	尿常规	1.必要时行 24 小时尿液检验 2.监测指标：尿酸、24 小时尿白蛋白、肌酐清除率等	
	腹部超声、腹部CT	如果血液生化指标异常，可以更具体地观测肾功能的改变	
内分泌系统	2 型糖尿病	空腹血糖、糖化血红蛋白、糖耐量试验等	3 岁开始，每年 1 次
	生长发育	生长激素、胰岛素样生长因子 1、垂体磁共振等	
	甲状腺功能	促甲状腺激素、游离甲状腺素等	3 岁开始，每年 1 次
	性腺发育	促黄体生成素、促卵泡激素、睾酮、17–β–雌二醇、黄体酮等	
	超声检查	子宫及子宫附件（女性）或睾丸（男性）	青春期前后，每年 1～3 次
神经系统	前庭功能评估	· 1～<3 月龄：视频头脉冲试验、转椅试验 · 3～<6 月龄：颈肌前庭诱发肌源性电位 · 6～<12 月龄：前庭眼反射、转椅试验、头脉冲试验 · 1～<3 岁：完善双相肌前庭诱发肌源性电位检查 · 3～6 岁：可联用多种前庭功能检查，其中双温试验一般适用于 5 岁以上的幼儿	儿童期，每年 1 次
	脑电图		
	头颅磁共振		

续表

类别	检查项目	需关注的指标或注意事项	常规的复查时间
消化系统	血生化检查	谷草转氨酶、丙氨酸氨基转移酶、谷氨酰转肽酶、凝血酶原、总胆固醇、高密度脂蛋白、胆固醇、甘油三酯等	3岁开始，每年1～3次
	监测24小时pH值	如果有食管反流的病史	
	食管、胃、十二指肠镜检查	如果有食管反流的病史	
	腹部超声	监测是否出现脂肪肝、肝脾肿大、肝硬化等	
生长发育	身高、体重、BMI		婴幼儿期及儿童期定期监测
	骨龄评估	可能有助于诊断	
泌尿系统	尿常规		每年1～3次
	尿动力学检查	如果有泌尿系统异常的病史	
骨骼肌肉	检查骨骼异常、扁平足、脊柱侧弯、后凸	可以用X线辅助检查	每年1次
	肌力、肌张力评估		
儿保科评估	房间隔缺损评估	依据量表的不同，适用的年龄不同	
	生长发育评估	运动发育、语言发育等	
	智力评估	由于Alström综合征患儿的眼耳功能常受损，所以可能会对评定结果造成影响	
	其他的行为异常评估	视患儿的情况而定	

2.5.11 Alström综合征的药物治疗的新进展

2.5.11.1 PBI-4050

Alström综合征的主要致病基因是*ALMS1*基因。近年来，一些研究表明该基因编码的ALMS1蛋白在维持初级纤毛功能中发挥作用。PBI-4050是一种口服的具有活性的小分子候选药物，它在多种器官（如肺、肝、心脏等）遭受纤维化影响的动物模型中显示出卓越的安全性和有效性，提示其有改善代谢异常和抗纤维化方面的潜力。2018年发表的一项单中心、单臂、开放标签式的2期临床试验方案计划评估PBI-4050在Alström综合征患者中的安全性及抗炎和抗纤维化的活性。该研究计划招募18名Alström综合征患者，研究初始阶段的持续时间为24周，受试者可选择进入为期36周或48周的扩展阶段。治疗期间，患者每日需口服的总剂量为800mg的PBI-4050，并定期记录不良事件、临床实验室的检查、生命体征监测等，评估心脏、肝脏、胰岛等功能。目前，研究团队尚未正式公布研究结果，但有新闻表示相关的数据令人鼓舞，因此，有项目团队正在全球招募Alström综合征受试者以开展PBI-4050相关的3期临床试验。随着研究的深入，我们可以期待这一创新药物为Alström综合征患者带来新的治疗曙光。

2.5.11.2 赛美拉肽

黑素皮质素–4 受体（melanocortin–4 receptor，MC4R）作为 5 种已被发现的黑皮质素受体之一，是机体独立调节能量消耗和食欲的关键的生物学通路的一部分。基因变异可能会损害 MC4R 通路的功能，从而导致极度饥饿（食欲过盛）和早发性严重肥胖。赛美拉肽（Setmelanotide）是近年来首创的寡肽类 MC4R 激动剂，作为一种靶向药，旨在恢复因黑素皮质素受体上游基因缺陷引起的 MC4R 通路受损的功能，重新建立患者的能量消耗和食欲控制，减少饥饿感并降低体重。在一项多中心、随机、双盲的 3 期临床试验中，招募的 Bardet–Biedl 综合征及 Alström 综合征的患者被随机分配到实验组与安慰剂组。研究结果表明，与安慰剂组相比，赛美拉肽显示出了显著的疗效。有 32.3% 的 Bardet–Biedl 综合征的患者，在接受大约 52 周治疗后的体重较基线水平降低了 ≥ 10%，同时还改善了其他的代谢指标，如减少饥饿感和增强饱腹感。此外，在 2021 年 6 月至 2022 年 1 月期间开展的一项开放标签式、多中心的 2 期临床试验，招募 19 名年龄在 6 ～ 40 岁，且具有肥胖症史，并且有下丘脑损伤的历史，或曾因非恶性肿瘤（影响下丘脑）接受过手术、化疗或放疗治疗的患者。对这些患者每天皮下注射 1 次赛美拉肽，赛美拉肽的剂量逐渐增加，最高的剂量为 3.0mg。评估患者 16 周后的 BMI 至少减少 5% 的比例。结果同样表明，赛美拉肽有显著的体重减轻的效果，且能够有效调节与下丘脑性肥胖相关的神经激素失衡，提示赛美拉肽是一种有效治疗下丘脑性肥胖的新型药物。

目前，赛美拉肽已获得美国食品药品监督管理局的批准，用于年龄 ≥ 6 岁的罕见肥胖症儿童和成人患者的长期的体重管理，并在欧盟获批用于 2 ～ 6 岁因 Bardet–Biedl 综合征或促阿片黑素皮质素、前蛋白转化酶枯草溶菌素/kexin 1 型或瘦素受体缺乏而导致肥胖的 2 ～ 6 岁儿童。但遗憾的是，暂时没有证据证明赛美拉肽能显著改善 Alström 综合征患者的体重。

2.6 遗传咨询与预防

Alströme 综合征是一类常染色体隐性遗传疾病，以视杆细胞营养不良、肥胖、胰岛素抵抗和进行性感音性耳聋为主要的表现，涉及多系统的功能异常。该综合征的致病基因为 *ALMS1*，定位于 2p13.1，主要编码多功能蛋白 ALMS1，参与原纤毛的组装和维持，以及肌动蛋白组织和内体转运等多种细胞功能，进而能够影响机体的多系统功能。目前，已知该综合征的分子生物学病因为 *ALMS1* 的双等位基因功能丧失型突变，主要表现为无义突变或移码突变，并且突变多以复合杂合形式存在于患病的人群中，所以并不存在明显的基因型–表型相关性的规律。

2.6.1　遗传咨询

标准的Alströme综合征的遗传咨询需要分检测前咨询和检测后咨询两步进行。

2.6.1.1　检测前咨询

检测前咨询，需要收集先证者的详细的病史和家族史的资料，了解其所有的临床表现及严重程度、出现的时间顺序等，然后与咨询者讨论制定遗传检测的方案。对于该综合征的遗传检测主要有基因靶向性检测（单基因测序、多基因组合靶向检测等）和基因组学检测（全外显子组测序、全基因组测序等）两种策略。

原则上，对于临床表现特异性高、临床医生高度怀疑的病例，可以采用较为简单和经济的基因靶向性检测策略；但是，这高度依赖于临床医生对患者整体表型特异性的把握程度及接诊单位实验室所储备的相关的检测技术方法。对于疑似该综合征，但临床表现的特异性不足，存在纤毛病、线粒体病、先心病及其他需要鉴别诊断遗传病的病例，推荐采用检测范围更加全面的基因组学检测策略；但该方法的成本相对较高。不过，随着近年来基因组学检测技术成本的不断下降，该检测方法在临床上的应用将会越来越广泛。

进行遗传检测时，应尽量同步送检先证者父母的样本，以帮助确定先证者的遗传模式。另外，少数该综合征的病例还可能存在单纯的测序方法无法鉴别的等位基因缺失、重复突变，需要考虑补充定量PCR、长读长PCR、多重连接探针扩增技术等相关的检测技术。该综合征的临床表型多样，且个体的差异大，虽然有视杆细胞营养不良、肥胖和进行性感音性耳聋的特征性的临床表现，但总体而言，与其他的纤毛病、线粒体病存在表型交集，缺乏特异性，并且还存在非典型性病例的可能。因而，在制定遗传检测策略时需要综合考虑患者的表型特异性的程度、家族史、就诊机构的遗传检测能力和患者家庭的经济承受能力等多方面的因素，再与咨询者讨论确定遗传检测方案。

2.6.1.2　检测后咨询

检测后咨询，需要根据咨询者的文化水平、咨询时的情绪状态等条件，选择适合的沟通方式向其解释该疾病的发病机制和遗传模式，解读检测结果的临床意义并评估其家系再发的风险。对于已经生育患儿并有再次生育意愿的咨询者，还需要根据已知的夫妻双方的基因型信息，推荐其选择相关的产前筛查和产前诊断。由于目前已知全部确诊病例相关的*ALMS1*突变均为无义突变或移码突变，所以在解读基因检测报告中的错义突变和临床意义不明的变异时，需要格外慎重。在联合多学科会诊的条件下进行遗传咨询时，还可以整合各专业的意见，对患者的预后进行讨论，帮助确诊的患者制订未来的随访计划。

检测后咨询还包括再发风险的评估。由于Alströme综合征是一种常染色体隐性遗传病，其遗传规律基本符合孟德尔遗传定律。患者的父母均为为无症状杂合变异的携带者。理论上，患者的所有同胞有25%为患病的，50%为无症状携带者，25%为非携带者健康个体。患者的无症状同胞兄、姐有2/3的概率是无症状携带者，1/3是非携带者健康个体，可以在育龄期进行遗传筛查，并根据筛查结果，制订合理的生育计划。由于通过遗传诊断确诊该综合征的患者本身的生育能力不全（已报道的病例中男性不育，女性不孕），所以基本不存在患者向子代传递突变的可能。患者父母的同胞也各有 50% 的概率是无症状携带者，可以进行育龄期的遗传筛查和遗传咨询。

2.6.2 遗传筛查

预防 Alströme 综合征的主要途径是遗传筛查。产前筛查和胚胎植入前遗传学诊断均适用。

对于已发现先证者的家庭，可以对其核心的家庭成员进行遗传咨询，并科普宣教该疾病的危害、遗传模式和遗传筛查的必要性，提供家庭成员进行遗传筛查的选项，为其制订合理的生育计划以提供遗传学的支持。在核心的家庭成员筛查的基础上，可以对患者的父母双方的家庭的育龄成员提供扩展性的筛查，帮助其制订合理的生育计划，降低患儿的出生率。

对检出先证者的家族中正处于妊娠阶段的家庭，可以进行遗传咨询，评估胎儿的患病风险，并根据胎儿所处的孕产阶段、患病风险、孕妇及家属的主观意愿、接诊单位开展检测的客观技术条件等多方因素，提供适宜的产前筛查和/或产前诊断的选择。

对存在 Alströme 综合征家族史但不适合进行产前筛查和产前诊断的孕产家庭，可进行出生后随访，尽早发现疑似患儿并开展遗传诊断。

尽管 Alströme 综合征是罕见疾病，估算患病率在 0.1/10 万～ 1/10 万，但由于它是常染色体隐性疾病，故实际人群中的无症状携带者的频率可能远大于患病人群（估算人群中无症状携带者的频率在 200/10 万～ 640/10 万）。而近亲婚配会进一步提升患儿的出生率，所以应对检出先证者的家族强化宣教，避免近亲婚配。

患者的家族可能因为传统观念或对遗传病的偏见，拒绝和抗拒遗传筛查。所以，在遗传咨询中需充分宣教该疾病的危害性，解除家属对遗传病的污名化的认知及刻板印象；并利用公共媒体宣教资源开展公共科普教育，提升大众对预防该疾病的认知水平。

尽管开展 Alströme 综合征的遗传诊断和遗传筛查有利于保障公共健康，减少患儿的出生率，降低公共健康的负担，但同时也应认识到由于当前社会仍然存在对遗传罕见疾病的偏见和隐性歧视，每个患者的家庭成员出于自身的认知水平、承受心理压力的能力的不同，对于遗传咨询结果的接受程度也有较大的差异。所以，遗传咨询不应过度强调家系的遗传诊断和遗传筛查，需要遵循基本的伦理要求，做到充分告知，尊重患者及家属的自主意愿，避免指令性的建议，不劝说，不进行忠告，并在遗传咨询和检测筛查中注意保护患者的隐私信息。

另外，在遗传筛查或遗传诊断的检测前咨询中还应向咨询者说明目前对该疾病的认识和检测技术都存在一定的局限性，阴性结果不代表完全无风险，仍有无法避免的残余风险，以便咨询者对咨询结果产生合理的预期。

2.7 病例分享

患儿，男，11岁7个月，因"发现听力异常及肝功能异常7年"入院。患儿7年前因听力异常就诊时发现肝功能损害。腹部B超提示肝大、回声增强、细密。现患者的右耳重度听力障碍，谷丙转氨酶波动于160～540U/L。患者4月龄时被诊断为"心内膜弹力纤维增生症"；10月龄时发现视神经病变，现双眼仅存光感；10岁时发现肾囊肿、血尿、蛋白尿、2型糖尿病，且既往有多次的肺炎史，现长期口服葡醛内酯片、复方甘草酸苷片、地高辛、辅酶Q10及二甲双胍中。患儿为其母第1胎第1产，胎龄39周顺产出生，出身身长50cm，出生体重2.6kg，生后无抢救、窒息史，生长发育均落后于同龄儿。患儿父母及其妹妹均健康，否认有严重的疾病史，否认近亲婚配。

查体：身高126.5cm（-2.9sd），体重26kg（-0.58sd），BMI 16.25kg/m²（-0.58sd），睾丸G1期，阴毛Ph1期，神志清，精神可，双眼迷蒙，视力仅存光感，双耳听力减退，腹软，肝肋下4cm，质地稍硬，脾肋下1cm，颈部、腋下、腹股沟可见黑棘皮样改变，心律齐，三尖瓣区可闻及Ⅱ/Ⅵ级收缩期杂音，神经系统查体均为阴性，四肢肌力、肌张力正常，未见特殊面容。

辅助检查：生化结果提示丙氨酸氨基转移酶502U/L，天冬氨酸氨基转移酶358U/L，尿素8.23mmol/L，尿酸500μmol/L，甘油三酯9.52mmol/L，高密度脂蛋白胆固醇0.78mmol/L。血清胰岛素2553.7pmol/L，糖化血红蛋白6.9%，血清C肽10470pmol/L，餐后血糖浓度波动在10～20mmol/L，空腹血糖正常，糖尿病的自身抗体均为阴性。性激素测定、甲状腺功能、心肌损伤标志物、肝炎抗体、尿粪常规、遗传代谢谱等未见明显的异常。心超提示心内膜弹力纤维增生症考虑，二尖瓣中重度反流，三尖瓣轻度反流。腹部B超提示肝偏大伴回声增强、细密，腹腔积液。泌尿系统B超提示双肾回声改变，左肾结石（左肾内可见数枚强光斑），左肾囊肿。心电图提示窦性心律、P波增宽，提示左心房异常，ST段、T波改变。眼底检查提示双眼视盘界清，色淡；右眼血管细，色暗；双眼Leber遗传性视神经病变。纯音听阈检查提示双耳未通过。智力测定正常。染色体核型检测提示正常男性46，XY染色体。

基因检测：经患儿父母知情同意后，行核心家系全外显子组检测。检测到患者*ALMS1*基因存在复合杂合变异，变异分别为c.1995_1996insCT及c.3466C＞T，其中，c.1995_1996insCT变异遗传自父亲，而c.3466C＞T变异遗传自母亲。

浙江大学医学院附属儿童医院肥胖罕见病MDT（图2.1）综合患儿的临床表现、辅助检查及基因检测结果，确诊该患儿为Alström综合征。

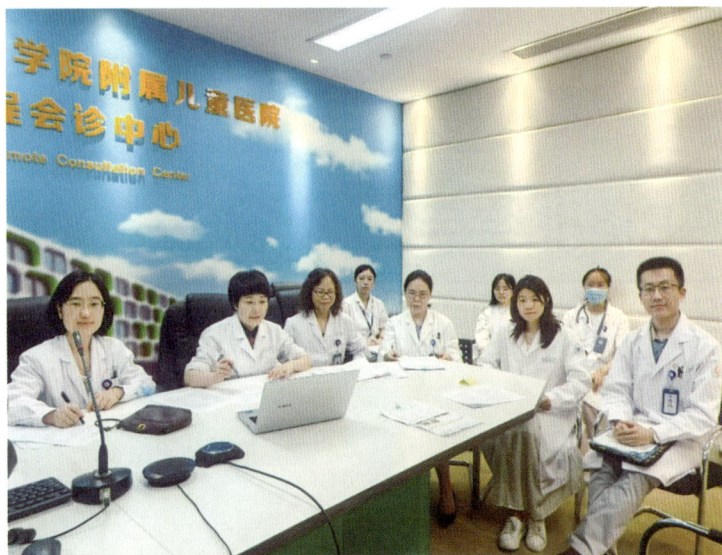

图 2.1　浙江大学医学院附属儿童医院肥胖罕见病 MDT 的工作合影

参考文献

孙夏雨，陈建勇，段茂利，等. 新生儿婴幼儿前庭功能发育和评估的研究进展. 山东大学耳鼻喉眼学报，2020，34（5）：82–88.

ANDREA M H, WENDY K C, HELENE D, et al. Efficacy and safety of setmelanotide, a melanocortin–4 receptor agonist, in patients with Bardet–Biedl syndrome and Alström syndrome: a multicentre, randomised, double–blind, placebo–controlled, phase 3 trial with an open–label period. The Lancet. Diabetes & Endocrinology, 2022, 10（12）：859–868.

CHRISTIAN L R, CECILIA S, ASHLEY H S, et al. Setmelanotide for the treatment of acquired hypothalamic obesity: a phase 2, open–label, multicentre trial. The Lancet. Diabetes & Endocrinology, 2024, 12（6）：380–389.

DASSIE F, FAVARETTO F, BETTINI S, et al. Alström syndrome: an ultra–rare monogenic disorder as a model for insulin resistance, type 2 diabetes mellitus and obesity. Endocrine, 2021, 71（3）：618–625.

HANAKI K, TOMOE K, MASANOBU F, et al. Alström syndrome: a review focusing on its diverse clinical manifestations and their etiology as a ciliopathy. Yonago Acta Medica, 2024, 67（2）：93–99.

MARSHALL J D, BECK S, MAFFEI P, et al. Alström syndrome. European Journal of Human Genetics, 2007, 15: 1193–1202.

SHANAT B, VISHY V, SHAUN B, et al. Treatment with PBI–4050 in patients with Alström syndrome: study protocol for a phase 2, single–centre, single–arm, open–label trial. BMC Endocrine Disorders, 2018, 18（1）：88.

TAHANI N, MAFFEI P, DOLLFUS H, et al. Consensus clinical management guidelines for Alström syndrome. Orphanet Journal of Rare Diseases, 2020, 15（1）：253.

CHAPTER

第3章

Bardet-Biedl综合征

（戴阳丽）

3.1 概述与历史沿革

3.1.1 定义与命名

Bardet–Biedl综合征（Bardet–Biedl syndrome，BBS；OMIM 209900）是一种由相关基因变异引起的非运动性纤毛功能障碍疾病，常以视网膜色素变性、肥胖、智力障碍、多指/趾、肾脏异常、性腺发育不良为主要的临床表现，为罕见的常染色体隐性遗传病。

3.1.2 发现与历史发展

1866年，眼科医生Laurence和Moon报道了1个家族性失明的家系（有4个兄弟姐妹），合并肥胖、认知障碍和痉挛性截瘫等症状。随后，Bardet和Biedl分别于1920年和1922年报道了伴轴后多指/趾畸形及性功能低下的类似病例。1925年，该疾病被命名为Laurence–Moon–Bardet–Biedl综合征。随后，Ammann、Schachat和Muamenee分别于1969年和1982年将Laurence–Moon和Bardet–Biedl综合征定义为有重叠症状的两个不同的综合征。1999年，Beales等总结并修正了BBS的诊断标准。2000年，导致BBS的基因变异被发现。随着分子诊断水平的提高和自然史知识的不断完善，BBS诊断标准也得到了不断更新。2024年，欧洲发布了改进BBS诊断的标准和管理方法。

3.2 流行病学特征

BBS是一种罕见的遗传性疾病，且发病率存在地域及人种差异。在欧洲和北美的大部分地区，BBS的发病率为1/160000 ~ 1/140000。而某些小型孤立群体BBS的发病率相当高，如纽芬兰人的发病率约为1/18000，科威特贝都因人的发病率约为1/13500，法罗群岛人的发病率约为1/3700，这与地理区域相对封闭或某些人种的近亲结婚率高有关，且与

BBS 常染色体隐性遗传的特点相符。目前，中国没有 BBS 发病率的相关统计数据，截至 2022 年 11 月，全国报道约有 153 例，其中约 58% 为基因确诊的病例。

3.3 发病机制

3.3.1 遗传学基础

BBS 是一种常染色体隐性遗传病，由至少 26 个基因的双等位基因功能丧失性致病变异引起（表 3.1）。

表 3.1 与 BBS 相关的基因缺陷

基因（分型）	染色体定位	功能定位	占比（%）
BBS1	11q13.2	BBSome 复合物	23.4
BBS2	16q13	BBSome 复合物	9.6
ARL6（*BBS3*）	3q11.2	GTP 结合蛋白，纤毛运输	5.1
BBS4	15q24.1	BBSome 复合物	5.3
BBS5	2q31.1	BBsome 复合物	3.7
MKKS（*BBS6*）	20p12.2	伴侣蛋白，BBsome 组装	6.3
BBS7	4q27	BBSome 复合物	4.2
TTC8（*BBS8*）	14q31.3	BBSome 复合物	2.0
BBS9	7p14.3	BBSome 复合物	3.4
BBS10	12q21.2	伴侣蛋白，BBsome 组装	14.5
TRIM32（*BBS11*）	9q33.1	E_3 泛素连接酶，纤毛基部表达	< 1
BBS12	4q27	伴侣蛋白，BBsome 组装	6.4
MKS1（*BBS13*）	17q22	纤毛过渡区表达	1.0
CEP290（*BBS14*）	12q21.32	中心体蛋白，纤毛形成	6.3
WDPCP（*BBS15*）	2p15	纤毛生成发挥功能性的作用，纤毛基体表达	< 1
SDCCAG8（*BBS16*）	1q43 ～ q44	纤毛生成及 hedgehog 信号	4.3
LZTFL1（*BBS17*）	3p21.23	BBsome 调节和 hedgehog 信号	< 1
BBIP1（*BBS18*）	10q25.2	BBsome 组装	< 1
IFT27（*BBS19*）	22q12.3	IFT 复合体	< 1
IFT172（*BBS20*）	2p23.3	IFT 复合体	1
CFAP418（*C8orf37/BBS21*）	8q22.1	纤毛基部表达	1.6
IFT74（*BBS22*）	9p21.2	IFT 复合体	< 1
SCLT1	4q28.2	在纤毛远端附属物中表达，在纤毛生长中发挥功能	< 1
NPHP1	2q13	细胞器的生物合成	< 1
SCAPER	15q24.3	内质网和纤毛顶端表达	未知
CEP19	3q29	IFT 复合体及 RABL2B GTPase 的募集	< 1

注：IFT 为纤毛内运输（intraflagellar transport）。

这些基因对应的蛋白有助于维持BBSome的功能及结构的完整，而BBSome对于初级纤毛的结构和功能至关重要。BBSome是一种由8种BBS蛋白（BBS1、BBS2、BBS4、BBS5、BBS7、BBS8、BBS9及BBS18）组成的蛋白复合物。它们以严格调控及协调的方式组成，而某些BBS蛋白的遗传缺陷则会导致复合物的结构异常及功能缺陷。BBS6、BBS10、BBS12与含伴侣蛋白的无尾多肽复合物-1（chaperonin–containing tailless complex polypeptide–1，CCT）组成伴侣蛋白复合物，从而协调BBSome的形成。目前多数BBS蛋白的作用已明确，少数BBS蛋白的作用有待阐明。

BBSome的完整性对于纤毛功能的调控至关重要。纤毛是一种含被纤毛膜包绕的微管轴丝的毛发状结构，几乎存在于所有的细胞中。纤毛能够利用复杂的细胞内信号传导网络感知细胞的外环境，纤毛受损会影响包括基因转录及细胞分裂、增殖、分化等多种细胞过程。

初级纤毛功能的基础是控制纤毛内微管分子运输的纤毛内运输（intraflagellar transport，IFT）系统。含结构成分、受体及信号分子的囊泡在纤毛内双向移动。顺向运输受IFT复合物B调节，而面向细胞主体的逆向运输受IFT复合物A调控。BBSome的作用是连接IFT系统和膜蛋白，已确保合适的信号传导［如黑色素浓缩激素受体（melanin concentrating hormone，MCH）、神经肽Y（neuropeptide Y，NPY）受体和生长抑素受体等G蛋白偶联受体］。如果BBSome不完整且功能受损，或与IFT的连接功能受影响，纤毛功能就会受损，导致信号传导障碍或膜受体定位错误。因初级纤毛表达普遍，故造成纤毛功能障碍的基因变异会导致多器官功能受损。

3.3.2 病理生理机制

BBSome对于各种器官的发育过程和体内平衡是必需的，如光感受器外节的结构组织、神经功能、脂肪组织成熟和肾脏发育。据报道，BBS基因的缺失导致Hedgehog信号通路的纤毛脱位，这也许能解释BBS中的胚胎发育缺陷和多指表型。在眼睛中，光感受器内节和外节中的视紫红质定位缺陷以及随之而来的光感受器凋亡被认为是几种BBS动物模型中出现的视网膜变性的原因。BBS中的认知缺陷可以通过神经发生异常和神经元纤毛中纤毛受体的错误定位来解释。具体而言，下丘脑中一些受体的错误定位，如神经肽Y受体Y2（neuropeptide Y receptor Y2，NPY2R）、血清素5–羟色胺（HT）2C受体［5–hydroxytryptamine（HT）2C receptor，5–HT2CR］和瘦素受体，可能导致暴食和肥胖。在外周，BBS4、BBS10和BBS12等BBS蛋白也调节脂肪生成。BBS中所见的肾脏病理生理的原因尚不明确，但可部分归因于某些跨膜蛋白（如多囊蛋白1和2）的错误的纤毛靶向性。

本节以BBS对代谢的病理生理机制进行重点说明。

食欲和能量平衡的中枢调节很复杂。在下丘脑弓状核内，刺激表达肽（包括NPY等）的神经元可促进食物摄入，从而导致体重增加。内侧弓状核内的NPY神经元也广泛投射到其他的区域，包括室旁核和下丘脑外侧。外周脂肪细胞衍生激素瘦素可抑制 NPY 的合成和释放。

相反，表达促阿片黑素皮质素（pro–opiomelanocortin，POMC）和可卡因与苯丙胺调节转录物的神经元会降低食欲，而它们的激活会导致体重减轻。重要的是，这些神经元内的 POMC 会导致产生 α–黑素细胞刺激激素。该激素通过结合并激活黑素皮质素 4 受体（melanocortin 4 receptor，MC4R）来抑制摄入食物。与其对下丘脑食欲肽的抑制作用相反，瘦素增强了厌食肽（如 POMC）的作用。瘦素表达和信号传导对调节食欲和体重至关重要，瘦素基因及其受体的突变会导致儿童极度肥胖。

3.3.2.1 纤毛和下丘脑的食欲调节

肥胖和体重增加与下丘脑内的纤毛异常有关。在肥胖的啮齿动物模型中，与瘦的对照小鼠相比，下丘脑的纤毛长度缩短。有证据表明，母体高脂饮食和随之而来的哺乳期间的肥胖会损害后代下丘脑的纤毛发育，也许会引发后代成年后的肥胖。有趣的是，这些观察结果似乎仅限于下丘脑区域，而不包括大脑的其他区域。据报道，纤毛长度的缩短与瘦素信号传导受损有关。瘦素在神经元发育中起着关键作用，调节 IFT 成分的合成以及肌动蛋白解聚，这两者对于纤毛的生成都至关重要。

啮齿动物的研究极大地促进了我们对初级纤毛在控制食欲方面的作用的理解。在成年小鼠中，IFT 中特定成分的基因缺失会导致代谢不良的表型，如体重增加、脂肪量增加、肝脏脂肪变性以及胰岛素和血糖水平升高。食物的摄入量增加，是肥胖表型的主要的驱动因素，对照喂养实验证明了这一点。

如上所述，POMC 神经元在抑制食欲方面发挥着关键作用。当纤毛发育受损时，特别是在表达 POMC 的神经元群体中，体重增加和肥胖的发展就会加快。然而，这只会在胚胎和出生后早期纤毛有生成障碍时发生，而不会在成年期发生基因消融时发生。纤毛在腹内侧和室旁下丘脑的功能中也发挥着关键作用。这两个区域的纤毛生成障碍会导致食物摄入量的增加，从而导致肥胖。

3.3.2.2 瘦素信号传导在 Bardet-Biedl 综合征中的作用

瘦素在食欲控制中起着重要作用。新出现的数据表明，BBS 患者的瘦素作用可能失调。在大多数测量瘦素的临床研究中，与未患有 BBS 的对照患者相比，BBS 患者的瘦素水平有所升高。样本量可能很重要；在小型的研究中，尽管与 BMI 匹配的对照者相比，BBS 患者的瘦素水平有所升高，但未达到统计学的意义。尚未对 BBS 患者的瘦素水平（如基因型的影响）进行系统性的评估。

几种 BBS 的啮齿动物模型，如 *Bbs2*、*Bbs4* 和 *Bbs6* 整体敲除的小鼠，以及条件性神经元特异性 *Bbs1* 缺陷模型，均存在循环瘦素水平升高，同时有瘦素作用受损的证据。然而，一些研究报告称，整体缺失 *Bbs4* 和 *Bbs6* 的小鼠在没有肥胖或食物供应受限的情况下具有正常的瘦素反应。因此，这意味着在这些模型中观察到的瘦素抵抗是由于后天体重增加而发生的，而不是主要由潜在的基因缺陷驱动。其他的研究表明，*Bbs2*、*Bbs4* 和 *Bbs6* 敲除的小鼠存在瘦素抵抗，与肥胖无关。在这些模型中，下丘脑瘦素受体信号传导受损，但黑皮质素受体信号传导没有受损。此外，瘦素受体和 BBS1 蛋白之间存在相互作用，这对瘦素受体运输很重要。BBS17 在瘦素信号传导中也发挥着作用。*Bbs17/Lztfl1* 基因敲除的小鼠的食欲旺盛，对瘦素产生抵抗，并发展为肥胖，而肥胖的关键在于中枢（而非脂肪细胞特异性）*Bbs17/Lztfl1* 表达。这些动物的下丘脑的瘦素受体信号传导（尽管不是受体表达和定位）被破坏。

在细胞模型中，使用 shRNA 在 HEK 293 细胞中敲低 *Bbs1* 和 *Bbs2* 基因，可减少瘦素受体向质膜的运输，尽管这似乎并不依赖于纤毛功能，因为对 IFT 功能至关重要的成分 IFT88 来说，敲低不会影响瘦素受体的运输。这突显出并非所有的 *BBS* 基因破坏的影响都是由受损的纤毛结构或功能介导的。支持这一观察的是，在表达瘦素受体的神经元中缺失 *Bbs1* 会导致暴食症、瘦素抵抗和严重的肥胖。相反，当在同一组细胞中抑制纤毛生成（通过缺失 IFT88）时，产生的表型明显较温和，体重增加较少，并且没有暴食症和瘦素抵抗。

3.3.2.3　Bardet-Biedl 综合征和其他的神经肽

肽 YY 3–36 是一种小肠衍生的厌食肽。在啮齿动物和人类研究中，它可减少食物的摄入量并诱导体重减轻。它的许多作用都是通过 NPY 受体 2 型（NPY receptor type 2，Y2R）介导的。Y2R 在下丘脑神经元的纤毛上表达。*Bbip10* 在 BBS18 患者中发生突变，对 BBSome 组装至关重要。*Bbip10* 基因敲除的小鼠的纤毛内的 Y2R 表达减少，肽 YY 3–36 的厌食作用受到损害，随之而来的是体重增加。食欲促进神经肽 MCH 结合并激活 MCH 受体 1（MCH receptor 1，MCHR1）。与 Y2R 类似，MCHR1 位于下丘脑神经元的纤毛中。在 *Bbs2* 和 *Bbs4* 基因敲除的小鼠的原代细胞培养的模型中，MCHR1 定位异常，在细胞质蓄积，缺乏纤毛表达。重要的是，这种现象在体内的后果仍不清楚；*Mchr1* 基因敲除的小鼠不会出现肥胖或嗜食表型。

下丘脑 POMC 和肽神经元中的 *Bbs1* 缺失会导致肥胖。毫无疑问，其背后的确切机制非常复杂。然而，BBS1 似乎在 5–羟色胺 2C 受体（5–hydroxytryptamine2C receptors，5HT2CR）向细胞膜的运输过程中发挥着重要作用。尽管 5HT2CR 激动剂后来因安全问题而被停用，但它还是被开发为减肥药。在 *Bbs1* 被敲低或缺失的啮齿动物和人类肾细胞中，5HT2CR 的细胞表面表达降低，并且在 POMC 神经元特异性缺失 BBS1 的小鼠中，对 5HT2CR 激动剂治疗的反应减弱，这可能是导致 BBS 患者食欲过盛的另一种机制。

骨形态发生蛋白 8B（bone morphogenetic protein 8B，BMP8B）是转化生长因子 β–BMP 超家族的成员，由棕色/米色脂肪细胞分泌。它在下丘脑腹内侧区具有外周和中枢的作用，通过调节棕色脂肪组织产热和白色脂肪组织褐变来调节能量稳态。BBSome 被认为与其中枢作用有关，因为 *Bbs1* 基因中发生错义致病突变的小鼠对中枢给药的 BMP8B 具有抗性。

有少数的研究对少数的患者和对照受试者进行了研究，这些研究检查了对食欲控制和代谢表型调节很重要的其他肽类激素的水平。BBS 患者的生长素释放肽、胰高血糖素样肽-1（GLP-1）或脂联素水平没有显著的差异。

3.3.2.4 Bardet-Biedl 综合征和脂肪细胞生物学

除了在食欲调节中发挥作用外，还有大量的证据证明 BBS 对脂肪细胞生物学的影响，特别是它与脂肪细胞分化、脂质积累和细胞增殖的关系。重要的是，所有的这些过程都对脂肪质量的变化有重大的影响。在啮齿动物前脂肪细胞系中，*Bbs* mRNA 表达存在协调模式。具体而言，*Bbs1* ~ 4、*Bbs6* ~ 9 和 11 mRNA 表达在前脂肪细胞分化的过程中增加，但这一观察结果的功能意义尚不清楚。胰岛素抑制 *Bbs4* 表达，推测是通过 PI3 激酶依赖性机制，而 *Bbs4* 沉默或过表达的研究表明，*Bbs4* 调节脂肪细胞对葡萄糖的吸收。此外，*Bbs4* 沉默会促进前脂肪细胞增殖并增强甘油三酯的积累。同时，在啮齿动物前脂肪细胞系中过表达 *Bbs4* 会降低细胞增殖。此外，还有证据表明，*Bbs* 基因调节其他细胞类型的细胞增殖和代谢表型；使用肾髓质细胞系，CRISPR-CAS9 介导的 *Bbs10* 基因缺失增加了细胞增殖，同时增加了 ATP 生成率和有氧糖酵解。

Bbs4 可能还参与调节内质网应激，因为它含有内质网（endoplasmic reticulum，ER）定位信号。在脂肪细胞的模型中，*Bbs4* 敲低会改变内质网的形态，并损害对内质网应激反应至关重要的关键分子的移位。在神经元模型中，*Bbs4* 沉默会降低细胞对内质网应激的敏感性，增加未折叠蛋白反应标志物的表达，并增加细胞凋亡标志物的表达。

BBS4 和卵泡抑素样 1 分泌蛋白（follistatin-like 1，FSTL1）之间似乎也存在功能性的相互作用。FSTL1 被认为在脂肪生成调节中起着重要的作用。BBS4 能够调节 FSTL1 的分泌；反过来，FSTL1 能够调节纤毛生成。因此，这可能代表了 BBS4 影响脂肪细胞生物学和功能的另一种机制。

Bbs4 基因敲除的小鼠的总脂肪含量和体重标准化脂肪量增加，循环甘油三酯和高密度脂蛋白水平也更高；同时，肝酶碱性磷酸酶和天冬氨酸氨基转移酶在血浆中的含量增加，或室温下肝脏甘油三酯的浓度略有增加。然而，在冷暴露后，肝脏甘油三酯的含量显著降低（与野生型对照组相比），但腹股沟白色脂肪组织的"褐变"反应也受损。

Bbs10 和 *Bbs12* 基因均被敲除，可促进脂肪形成表型。此外，在细胞培养实验中，*Bbs10* 和 *Bbs12* 突变的患者的真皮成纤维细胞甘油三酯的积累增加，表明这些基因在驱动可能导致体重增加的外周机制方面很重要。除了驱动脂肪形成表型外，*Bbs12* 失活还增强了胰岛素敏感性和葡萄糖的利用率。此外，在啮齿动物 3T3L1 细胞系中，*Bbs12* 的基因耗竭也增加了脂肪形成的转录谱。扩大这些细胞观察的范围，*Bbs12* 基因敲除的小鼠的体重增加，成年后内脏脂肪量增加，身体变得肥胖，并伴有高瘦素血症。然而，有趣的是，胰岛素敏感性在整体和脂肪细胞内都无变化，甚至有增加，与野生型对照组相比，脂肪细胞

的大小和数量都有所增加。

BBS蛋白也可能对线粒体的结构和功能有影响。在*Bbs1*缺失的神经元和肾集合管细胞系中，有证据表明线粒体结构、分布和功能受损，包括氧消耗和钙通量。啮齿动物模型也证实了这些发现，其中，*Bbs1*基因敲除的小鼠在表达POMC的下丘脑神经元和棕色脂肪细胞中表现出类似的线粒体异常。

3.3.2.5 Bardet-Biedl综合征及其他的代谢组织

*BBS*基因在胰腺内分泌功能的完整性中也可能发挥重要的作用。*Bbs1*和*Bbs4*缺失的斑马鱼模型显示胰腺β细胞的质量增加，α细胞和δ细胞的数量减少。*Bbs4*基因敲除的小鼠的胰岛大小正常，但第一阶段的胰岛素分泌受损，同时，胰腺β细胞内的胰岛素信号传导发生改变。这些结果已在啮齿动物的胰腺β细胞系中得到认可，但有趣的是，使用siRNA敲低*Bbs5*、*Bbs7*和*Bbs9*会导致胰岛素分泌增加。最后，*Bbs12*基因敲除的小鼠的胰岛大小和胰岛素水平正常，但有一些证据表明胰岛素的敏感性有所改善。

条件性啮齿动物模型的生成也有助于分析*BBS*基因在其他代谢组织中的作用。*Bbs1*基因缺失（特别是在骨骼肌中）不会导致有害的代谢表型。体重和葡萄糖的稳态正常，雌性小鼠有胰岛素敏感性增强的证据。相反，肝细胞特异性*Bbs1*缺失会导致肥胖、胰岛素抵抗和葡萄糖处理受损。胰岛素受体水平降低的肝细胞（而不是骨骼肌或脂肪细胞）存在胰岛素信号传导减少。这些数据表明，肝脏中*Bbs1*缺失的影响在*BBS1*患者观察到的代谢表型中起着重要的作用。

综上所述，导致BBS患者不良代谢表型的潜在机制具有多样性和复杂性，且目前有很多的机制仍不明确，有待进一步的研究。

3.3 分子生物学机制

3.3.1　基因型与表型相关性

目前已知至少有26种基因与BBS相关，参与编码BBSome的*BBS*基因突变最常见，参与编码BBSome伴侣蛋白的*BBS*基因次之，随后为*BBS3*基因变异，其他类型的基因突变较罕见；就单个基因而言，*BBS1*和*BBS10*基因突变最常见，国外报道*BBS1*（23%～50%）和*BBS10*（15%～20%）基因变异最常见。

因BBS的致病基因的种类繁多，部分为修饰基因，突变类型不一，且各个蛋白之间存在相互作用，患者的基因型和表型的相关性并不显著。而且，部分基因突变的患者的报道极少，基因型和表型关系需要更大的样本量观察。目前的资料显示，BBSome伴侣蛋白参与BBSome的早期合成，故*BBS6*、*BBS10*和*BBS12*型患者的症状多较重，尤其*BBS10*。*BBS1*和*BBS3*型患者的症状较轻，*BBS7*和*BBS8*型患者的主要症状也比较少，*BBS2*型患者的症状较重。*BBS22*型患者基本没有肾脏畸形；*BBS1*、*BBS4*和*BBS8*型患者的肾脏的异常的比例较低，小于 30%；*BBS3*型和*NPHP1*突变患者的肾脏的异常的比例也较低；*BBS2*、*BBS7*和*BBS9*型的患者的肾脏的异常的比例较高，大于 60%。*BBS1*和*BBS18*型的患者的多指/趾的比例较低；*BBS2*和*BBS21*型的患者的多指/趾的比例较高；*BBS2*型的肥胖较轻，而*BBS10*和*BBS12*型的肥胖明显。具体见表 3.2。

表 3.2　BBS 相关的基因缺陷和临床表型的特点

基因（分型）	定位	主要的临床特点	占比（%）
BBS1	11q13.2	主要的症状较少，肾脏异常及多指/趾的外显率低，在纽芬兰人群中有奠基者变异	23.4
BBS2	16q13	主要的症状较多，肾脏异常及多指/趾畸形的外显率高，"最瘦"的肥胖表型	9.6
ARL6（*BBS3*）	3q11.2	主要的症状最少，肾脏异常及认知损害的外显率低，多指/趾多累及所有的四肢，留尼汪岛人群中有奠基者变异	5.1
BBS4	15q24.1	肾脏异常的外显率低，病态肥胖出现较早	5.3
BBS5	2q31.1	主要的症状相对较多	3.7
MKKS（*BBS6*）	20p12.2	更易出现先天性心脏病及泌尿生殖系统畸形	6.3
BBS7	4q27	主要的症状相对较少，肾脏异常的外显率高	4.2
TTC8（*BBS8*）	14q31.3	主要的症状相对较少，肾脏异常的外显率低	2.0
BBS9	7p14.3	肾脏异常的外显率高	3.4
BBS10	12q21.2	肾脏损害最严重，肥胖明显	14.5
TRIM32（*BBS11*）	9q33.1	主要的症状典型，在贝多因人群中确认	< 1
BBS12	4q27	肥胖明显	6.4
MKS1（*BBS13*）	17q22	眼底类骨质色素过度沉积及动脉变细	1.0
CEP290（*BBS14*）	12q21.32	与其他的纤毛疾病重叠较多	6.3
WDPCP（*BBS15*）	2p15	无具体的临床表现描述	< 1
SDCCAG8（*BBS16*）	1q43 ～ q44	有内含子变异的报道	4.3
LZTFL1（*BBS17*）	3p21.23	轴中型多指/趾为其独有的特征	< 1
BBIP1（*BBS18*）	10q25.2	有多个主要的症状，可不伴多指/趾	< 1
IFT27（*BBS19*）	22q12.3	有多个主要的症状	< 1
IFT172（*BBS20*）	2p23.3	典型的BBS特征	1
C8orf37（*BBS21*）	8q22.1	多指/趾的外显率高	1.6
IFT74（*BBS22*）	9p21.2	有视网膜病变、肥胖及多指/趾，可有智力损害，无肾脏异常	< 1
SCLT1	4q28.2	有BBS的主要症状	< 1
NPHP1	2q13	肾脏异常的外显率不高	< 1
SCAPER	15q24.3	有BBS的主要症状，且可有短指、共济失调及白内障等	未知
CEP19	3q29	有BBS的主要症状，病态肥胖明显	< 1

3.3.2 基因型、表型的关联机制

BBS的特点是高度遗传异质性（位点、变异、临床）及多效性。BBS涉及的基因多，变异类型多样，且BBS蛋白之间均在修饰效应和大量的相互作用或与其他的蛋白之间相互作用，能部分解释其异质性的机制。

3.3.2.1 基因座异质性

与BBS有关的大多数的基因的组织特异性较低，但*LZTFL1*基因主要在淋巴组织中表达，*BBIP1*基因在睾丸中特有，*NPHP1*基因在骨骼肌中有表达。对于单细胞类型特异性，以下的细胞类型有表达增强：纤毛细胞（*BBS1*、*BBS2*、*ARL6*、*BBS4*、*WDPCP*、*LZTL1*、*IFT27*、*IFT74*、*NPHP1*）、杆状感光细胞（*BBS1*、*ARL6*、*BBS4*、*BBS5*、*BBS7*、*TTC8*、*BBS9*、*BBS12*、*CEP290*、*NPHP1*、*SCAPER*）、锥状感光细胞（*BBS1*、*ARL6*、*BBS4*、*BBS5*、*TTC8*、*BBS9*、*SCAPER*）、精母细胞（*ARL6*、*LZTFL1*、*BBIP1*、*IFT74*、*NPHP1*）、早期精子细胞（*BBS5*、*BBS12*、*BBIP1*、*NPHP1*）、晚期精子细胞（*BBIP1*）、肺泡细胞1型（*WDPCP*）、肺泡细胞2型（*WDPCP*）、棒状细胞（*WDPCP*）。

某些BBS被认为是伴侣病，因为参与BBS的3种基因编码了伴侣样蛋白。3种伴侣样蛋白MKKS、BBS12和BBS7参与了BBSome的组装，这是一个多步骤的过程。伴侣样BBS蛋白参与BBSome组装的第一阶段，编码这些蛋白质的基因突变会阻碍功能性复合物的形成。伴侣基因突变引起的BBS具有更为严重的表型，其特征是发病更早（尤其是BBS10）、主要的诊断症状的患病率更高，并且具有一些与其他的纤毛病［如McKusick–Kaufman综合征（MKKS）和Alström综合征］相近的体征。这种严重程度的增加可能与BBSome基因的残留活性/功能获得有关。

伴侣蛋白样BBS基因的特点是编码外显子的数量少（1～4个），因此，在进行更复杂的分析之前，需要对这些基因进行突变筛选。在存在致病突变（Bardet–Biedl综合征或McKusick–Kaufman综合征）的家族中，3%～5%的人发现有*MKKS*突变。*BBS10*突变约占所有的具有某些种族差异的BBS病例的20%：丹麦人群中为43%，西班牙人群中为8.3%。

3.3.2.2 突变异质性

BBSome基因可呈现不同类型的突变，如错义/无义、剪接替换、小缺失、大缺失、小插入/重复、大插入/重复、复杂重排。对于BBS中隐含的其他基因，最常见的突变类型是错义/无义、小缺失和小插入/重复。某些BBS是由具有功能丧失（loss of fuction，LOF）的突变产生的，如无义、移码、拷贝数变异和剪接变异。

BBSome是由基因*BBS1*、*BBS2*、*BBS4*、*BBS5*、*BBS7*、*TTC8*、*BBS9*和*BBIP1*编码的8种蛋白质组成的多亚基复合体。最常见的突变是*BBS1*（23%的BBS病例）和*BBS10*（在20%的BBS患者中发现）。*MKKS*是BBSome组装所必需的，而*TTC8*是纤毛运输所必需

的。*BBS1* 和 *BBS10* 基因是欧洲和北美最常见的突变基因。

3.3.2.3　修饰性

修饰基因可以改变 BBS 的表型。PhenoModifier 数据库包含 6 个基因（*TMEM67*、*MKS1*、*MKKS*、含有 28B 的 *CCDC28B* 卷曲螺旋结构域、*C8orf37*、*BBS1*）中描述的 12 个修饰变体。修饰基因影响表现力或多效性。*MKS1* 基因的一些变体改变了多效性：*MKS1*:c.1112_1114del（p.Phe371del）、*MKS1*:c.1476T > G（p.Cys492Trp）、*MKS1*:c.248A > G（p.Asp83Gly）、*MKS1*:c.368G > A（p.Arg123Gln）、*MKS1*:p.Ile450Thr 与 *BBS1* 和 *BBS10* 基因突变相关。所有这些患者均有癫痫发作，无 BBS 或 MKS（梅克尔-格鲁伯综合征）的特异性体征。因此，两种基因产物之间的相互作用可以解释这种多效性。

3.3.2.4　疾病蛋白质-非疾病蛋白质的相互联系

复合物之间存在功能相互作用，这解释了基因座的异质性。

在 Keith 等于 2014 年进行的一项分析中，作者展示了多个互连网络的存在。这些关系既涉及疾病蛋白质与疾病蛋白质之间的连接，也涉及疾病蛋白质与非疾病蛋白质之间的连接。在后一种情况下，似乎存在与 BBS 综合征基因编码的多个蛋白质相关的蛋白质。此类蛋白质的例子有：ALDOB（fructose–bisphosphate aldolase B，果糖二磷酸醛缩酶 B）与基因产物 BBS1、BBS2、BBS4、BBS7 相互作用，HSCB（iron–sulfur cluster co–chaperone protein，铁硫簇辅伴侣蛋白 HSCB）与基因产物 BBS2、BBS4、BBS1 相互作用，ACY1（aminoacylase–1，氨基酰化酶–1）与基因产物 BBS2、BBS4、BBS7 相互作用，EXOC7（exocyst complex component 7，胞外复合物成分 7）与基因产物 BBS1、BBS7、BBS4、BBS2 相互作用，RAB3IP（Rab–3A–interacting protein，Rab–3A 相互作用蛋白）与基因产物 BBS1、BBS4 相互作用，FHOD1（FH1/FH2 domain–containing protein 1，含 FH1/FH2 结构域的蛋白 1）与基因产物 BBS1、BBS2、BBS4、BBS7 相互作用，PCM1（pericentriolar material 1 protein，中心粒周围物质 1 蛋白）与基因产物 BBS1、BBS2、BBS4、BBIP1 相互作用，CCDC28B（coiled–coil domain–containing protein 28B，卷曲螺旋结构域蛋白 28B）与基因产物 MKKS、TTC8、BBS2、BBS4、BBS7、BBS1、BBS5 相互作用。

Keith 推测，在基因座异质性的情况下，蛋白质之间存在互连性。因此，基因座异质性的相关蛋白质附近的 BBS 蛋白质可能参与了类似疾病的发病机制，或者本身就是疾病的原因。

参与 BBS 的细胞信号通路有：Hedgehog、Wnt（wingless–related integration site）、GPCR（G 蛋白偶联受体）、mTOR。

初级纤毛参与 Hedgehog 信号通路，可作为该通路的正向和负向调节剂。纤毛/鞭毛内的运输缺陷导致神经管中 Hh 表型功能丧失和肢体功能获得。这解释了纤毛病（包括 BBS）中常见的 Hh 表型（尤其是多指畸形）。

G蛋白偶联受体（G–protein coupled receptors，GPCR）对纤毛的结构和功能至关重要。神经元纤毛的完整性是脑发育和成人脑充分相互作用的必要条件。神经元纤毛的形成始于胎儿期原纤毛的形成，并持续于出生后的前8～12周。在出生后的发育过程中，在初级神经元膜纤毛水平上出现了以下GPCR：生长抑素受体3（somatostatin receptor 3，SSTR3），黑色素浓缩激素受体1（melanin–concentrating hormone receptor 1，MCHR1），血清素受体6（serotonin receptor 6），kisspeptin 1 受体（KISS1R），多巴胺受体1、2和5（D1、D2和D5），神经肽Y受体，NPY2R和NPY5R。这些受体的位置因神经元的类型而异。纤毛的长度对于正常的功能很重要。例如，下丘脑神经元纤毛的缩短与高脂饮食引起的小鼠的肥胖有关，因此，神经纤毛的功能障碍与BBS儿童的肥胖有关。GPCR与b–arrestin2和与Arl6相关的BBS蛋白结合，从而触发纤毛运输。当其中一些受体缺失或缺乏BBSome和b–arrest识别的基序时，就会发生受体积聚及胞吐。视紫红质和视蛋白是视杆细胞和视锥细胞中GPCR的其他例子。它们的作用是吸收光并将电信号传输到大脑。如果纤毛的完整性不够，就会发生视网膜变性。

哺乳动物雷帕霉素靶蛋白也参与了BBS。CCDC28B与哺乳动物雷帕霉素靶蛋白复合物2（mammalian target of rapamycin complex 2，mTORC2）的SN1亚基相互作用。通过这种方式，它影响纤毛的组装/稳定性来调节纤毛的长度。

3.3.2.5 疾病蛋白质－疾病蛋白质的互联性

BBSome的8个亚基组装成两部分：头部和基体。头部由BBS2形成，它与BBS7相互作用。基体由其他的蛋白质（BBS1、BBS4、BBS5、TTC8、BBS9、BBIP1）形成。BBIP1是BBSome核心的中心部分。BBIP1与BBS4和TTC8相互作用，从而使BBSome复合物能正确地组装并保持结构的稳定性。BBS4和TTC8具有四肽重复T（tetratricopeptide repeats，TPR）亚基。它们分别与BBS1和BBS9的结构域β螺旋桨相互作用。这些相互作用对于功能性的BBSome至关重要，并解释了为什么BBS4–BBS1和BBS8–BBS9的突变会导致患者生病。

在一项分析3个模块（BBSome、分子伴侣复合物、过渡区）和另外3个尚未包含在模块中的基因（*ARL6*、*TRIM32*、*WDPCP*）的蛋白质组效应的研究中，发现了6种上位性相互作用：BBS10–BBS5；BBS10–BBS12；BBS10–BBS1；BBS10–MKKS；BBS10–BBS4；BBS12–MKKS。此外，在主要复合物（BBSome、分子伴侣和过渡区）之间发现了12种附加相互作用的效应。在过渡区，蛋白质与其他的蛋白之间发现了1种附加相互作用的效应，如基因*BBS1–BBS5*、*BBS1–BBS2*、*BBS1–NPHP1*、*BBS10–NPHP1*、*BBS2–NPHP1*、*BBS9–NPHP1*、*BBS7–NPHP1*、*BBS2–BBS4*、*BBS2–MKKS*、*BBS4–MKKS*、*BBS4–BBS9*、*BBS4–BBS7*。另外，以下基因中没有证实相互作用的效应（也没有附加或上位性的效应）：*TRIM32*、*WDPCP*、*CEP290*、*MKS1*。

3.4 临床表现与诊断

3.4.1 临床表现

因不同的*BBS*基因所致的BBS表型多样，但又有一些共性，可归类为六大主要症状及若干的次要症状。

3.4.1.1 主要症状

（1）视网膜色素变性：又称视杆视锥细胞营养不良，是最主要的症状之一，发生率在94%～100%。其平均的诊断年龄在5～12岁，但视觉症状可能出现得更早。夜盲症是儿童最常见的首发症状，中央视力受损可同时或随后出现。中央视网膜受累时可能出现畏光。进行性周围视力丧失很常见，导致行动笨拙、困难（撞到物体、走楼梯困难），并最终出现管状视野。中央视力差通常会影响阅读或执行需要好视力的任务。随着年龄的增长，视网膜色素变性会进展，伴随着视力下降和视野恶化。大多数的患者在十几岁即被诊断视力受损（视力部分丧失）或有严重的视力受损，98%的患者30岁前完全失明。因视力不佳，可出现斜视，且眼球震颤也可较早出现。在极少数的情况下，会以黄斑病变为首发表现（伴有明视视网膜电图的改变），并向周边延伸（视杆视锥细胞营养不良）或不延伸（视杆细胞营养不良）。

（2）肥胖：多为向心性肥胖，其发生率约为89%。出生时的体重多正常，常在3岁内即可出现肥胖，并随着肥胖出现代谢综合征的表现。成年期的平均BMI约为35kg/m^2。大多数的儿童和青少年有食欲亢进及寻食等饮食紊乱的现象。由于肥胖，常见的有阻塞性睡眠呼吸暂停及睡眠紊乱，且导致心血管及血栓栓塞意外的患病率上升。与其他的肥胖患者相比，BBS成人中代谢紊乱（胰岛素抵抗、糖耐量异常、代谢综合征、高甘油三酯血症、非酒精性脂肪肝病）的患病率更高。高血压、胰岛素抵抗及2型糖尿病在BBS患者中更常见，且发病的年龄较小。虽然出生时没有代谢紊乱的症状，但在10～20岁前即可出现，且逐步恶化。

（3）肾脏异常：发生率约为52%。可表现为泌尿系统畸形（如发育不良、囊性病变、肾缺如、双肾、马蹄肾或异位肾、肾积水、膀胱输尿管反流、神经源性膀胱）、慢性肾小球肾炎、肾浓缩功能障碍等。肾脏异常导致的慢性肾脏病变，合并高血压或2型糖尿病也会导致慢性肾脏疾病的进展。大多数的肾脏病变在5岁左右才被诊断，但部分的先天畸形可在1岁前被诊断或产前被诊断。慢性肾脏病变是BBS的一个重要特征。尿浓缩能力下降表明存在潜在的慢性肾脏病变。高血压也很常见，且发生率随着年龄的增长而增加。尽管BBS患者发生慢性肾脏病变很常见，但是有少许人会发展为肾衰竭而需要肾脏替代治疗。肾脏功能衰竭可发生于任何年龄。在已明确存在慢性肾脏病变的儿童患者中，1岁为肾衰竭的发病高峰期。迄今为止，最大的队列研究显示，31%的儿童和42%的成人BBS患者有慢性肾脏病变，且5%的儿童和6%的成人BBS患者发展为终末期肾病。有研究发现，女性肾衰竭的患病率高于男性。排尿功能障碍在BBS患者中也较常见（25%），可能导致反复尿路感染。

（4）多指/趾：多为轴后型，即尺侧多指/腓骨侧多趾，BBS17型常为轴中型；发生率约为79%，且多趾畸形明显多于多指畸形。短指畸形也较常见，且可单独出现。

（5）神经发育障碍：认知障碍、学习障碍、行为异常的发生率约为66%。20%～25%的患者符合智力低下的标准。普遍的表现为：平均智力低于−1.5个标准差、语言流畅性受损（22%～44%）、知觉推理能力受损（53%）、注意力下降（69%）以及缺乏独立功能（74%）。77%的患者有自闭症谱系障碍，表现为行为僵化、感觉敏感、同伴社交和（或）情感互动异常。约30%的患者出现行为和精神异常，包含强迫行为、焦虑和情绪障碍。

（6）性腺发育不良：为低促性腺激素性性腺发育不良，以男性常见，发生率约为59%。男性可表现为小阴茎、小睾丸、隐睾及低促性腺激素性性腺发育不良。青春期延迟较常见，但也有性早熟的报道。女性可表现为子宫、输卵管、卵巢的解剖异常或阴道发育不全或闭锁。女孩的青春期通常正常，但约15%的BBS患者有多囊卵巢综合征。虽然不孕率高，但男女均可生育，有报道2.7%的女性患者可以生育健康的后代。

3.4.1.2　次要症状

次要症状涉及神经系统、心血管系统、消化系统、内分泌系统、骨骼和牙齿等。神经系统的主要异常表现为共济失调、伴肌张力轻度亢进的协调性差、抽搐、行为和精神异常、嗅觉减退或丧失等。心血管的异常相对较常见，可达29%，其中房室间隔缺损较常见。消化系统的异常包括先天性巨结肠、胃肠道解剖异常（如食管蹼、肠闭锁、肛门闭锁）、炎症性肠病、乳糜泻和肝纤维化等。内分泌代谢异常包括代谢综合征（约54.3%）、脂质异常血症（通常为高甘油三酯血症）、糖代谢异常（胰岛素抵抗、2型糖尿病）、多囊卵巢综合征（约15%）和亚临床甲状腺功能减退（约19.4%）。生长激素缺乏很少见，但MRI显示垂体结构性异常（垂体发育不良、空泡蝶鞍、Rathke囊肿、绣球发育不良）较常见。在成人中，甲状腺功能障碍多为原发性甲状腺功能减退，未有中枢性甲状腺功能减退的报道。骨骼问题主要为关节松弛（20%～28%）、脊柱侧弯（16%）。口腔和牙异常的发生率可高达50%，主要表现为牙发育不全或小牙、高腭弓、牙釉质发育不全、牙列拥挤、牙根短等。上皮纤毛功能异常，导致呼吸道反复感染。嗅觉缺失很常见，与嗅球发育不全有关。

3.4.2　实验室检查与辅助检查

3.4.2.1　影像学检查

视网膜电图（electroretinogram，ERG）：视网膜电图记录光感器的功能是确认视网膜色素变性的重要的检查方法，尤其是对于注意力有限的幼儿。ERG显示杆状光感受器（暗视调节）和/或锥状光感受器（明视条件）功能下降，进而进展为无反应ERG（平坦

ERG）。X线片可协助诊断口腔、肠闭锁、骨骼发育异常等疾病。B超可发现泌尿系统、生殖系统、肝脾解剖异常等疾病。超声心动图检查可发现心脏发育异常等改变。

3.4.2.2　遗传学检查

已有报道人类基因数据库中与BBS相关的基因变异超过647种，以点突变为主，也有缺失、插入、重复和重排。目前，二代测序技术仍是BBS的一线遗传学检测方法，虽然有BBS专用的Panel[①]，但更推荐进行全外显子和全基因组测序检测。已有寡基因或三等位基因遗传或修饰基因变异被报道，但仍有待进一步的研究。目前，约80%的BBS可通过基因检测来明确诊断，因此检测阴性并不能完全排除BBS。

3.4.3　诊断标准与鉴别诊断

BBS早期的诊断较难，需要结合临床、影像学及遗传学检查对患儿综合判断后进行诊断。

3.4.3.1　临床诊断

Beales等总结并修正BBS的诊断标准，符合4条主要症状或符合3条主要症状及2条次要症状，则可临床诊断为BBS，具体见表3.3。

表3.3　BBS的临床诊断标准

主要症状	次要症状
1. 视网膜色素变性	1. 语言发育落后
2. 多指/趾	2. 斜视/白内障/散光
3. 肥胖	3. 短指/并指
4. 男性性腺发育不良	4. 发育迟缓
5. 学习障碍	5. 多饮/多尿（肾性尿崩）
6. 肾脏异常	6. 共济失调/平衡性差
	7. 轻度痉挛（尤其下肢）
	8. 糖尿病
	9. 牙列拥挤/牙发育不全/牙根小/高腭弓
	10. 左室肥厚/先天性心脏病
	11. 肝纤维化

但随着遗传学的逐步发展，临床实践中使用的BBS诊断标准仅基于临床特征。分子诊断结果的提高和自然史知识促使了BBS诊断标准的更新。这些新标准基于患者的年龄（胎儿期、儿童期、青少年期和成年期），最重要的是，考虑到大多数的国家/地区均可进行分子诊断。由于基因检测并非总是可以进行或完全完成，因此仍可使用临床标准，但要求更为严格。临床标准分为两类："主要标准"定义为高度外显的临床表现；"次要标准"

---

① Panel指基因检测组合。

定义为BBS众所周知的特征，但诊断频率较低和（或）不太严格。本声明还提到了其他的临床表现，它们可以作为主要标准的早期表现或并发症出现。添加这些特征并不是为了简化标准在临床实践中的使用。更新后的标准可以提供"高水平证据诊断"，因此可用于纳入未来的临床试验、BBS特定的处方和遗传咨询。"中等水平证据诊断"可用于初步和后续的临床监测。表3.4为BBS纳入分子诊断的修正诊断标准。

表3.4　BBS纳入分子诊断的修正诊断标准

年龄	主要诊断标准	次要诊断标准	BBS诊断标准
胎儿期	（1）多指/趾 （2）肾脏回声增强	（1）子宫积水 （2）内脏反位	➤ 高水平证据诊断 　◇ 胎儿*BBS*基因检测阳性 　◇ +至少1条主要标准 ➤ 中等水平证据诊断 　◇ 患病同胞*BBS*基因检测阳性 　◇ +至少1条主要标准 或 　◇ 2条主要标准+1条次要标准 并建议紧急进行胎儿基因的检测
出生后至16岁	（1）多指/趾 （2）早发性肥胖 （3）早发性视网膜色素变性 （4）肾脏结构异常/肾功能不全	（1）子宫积水 （2）小阴茎 （3）神经发育障碍 （4）嗅觉缺失/嗅觉减退	➤ 高水平证据诊断 　◇ 患儿*BBS*基因检测阳性 　◇ +至少1条主要标准 或 如果患儿无条件行基因检测 　◇ 至少4条主要标准 或 如果患儿无条件进行基因检测 　◇ 至少3条主要标准 　◇ +至少2条次要标准 ➤ 中等水平证据诊断 如果患儿无条件进行基因检测 　◇ 患病同胞*BBS*基因阳性 　◇ 至少2条主要标准
大于16岁及成年	（1）多指/趾 （2）肥胖 （3）视网膜色素变性 （4）肾脏结构异常/肾功能不全	（1）性发育不良 （2）小阴茎 （3）神经发育障碍 （4）嗅觉缺失/嗅觉减退	➤ 高水平证据诊断 　◇ *BBS*基因检测阳性 　◇ 视网膜营养不良 　◇ +至少1条其他的主要标准 或 如果无条件进行基因检测 　◇ 视网膜营养不良 　◇ +至少3条其他的主要标准 或 如果无条件进行基因检测 　◇ 视网膜营养不良 　◇ +至少2条其他的主要标准 　◇ +至少2条次要标准 ➤ 中等水平证据诊断 如果无条件进行基因检测 　◇ 患病同胞*BBS*基因阳性 　◇ 至少2条主要标准

3.4.3.2　鉴别诊断

BBS需与其他的部分症状重叠的疾病鉴别，如Laurence–Moon综合征、Alström综合征和McKusick–Kaufman综合征等。具体见表3.5。

表 3.5　BBS 主要需要鉴别的疾病

疾病	病因来源	相似点	区别点
Laurence–Moon 综合征	*PNPLA6*	肥胖、智力低下、视网膜病变、性腺发育不良	有脉络膜病变和眼球震颤、痉挛性截瘫、共济失调，无多指/趾
Alström 综合征	*ALMS1*	视网膜色素变性（出现早）、肥胖、慢性进展性肾脏疾病、性腺发育不良	约60%有心肌病、进行性感音神经性听力损害、肺纤维化和肺动脉高压；无多指/趾及认知功能
McKusick–Kaufman 综合征	*MKKS*	多指/趾、泌尿生殖系统畸形	先天性心脏病更常见（约14%），子宫阴道积水是一个主要特征，肾囊肿/发育不良不太常见（约4%～6%）；无视网膜疾病、肥胖和性腺发育不良
Prader–Willi 综合征	15q11～q13 父源缺失	肥胖、智力低下、性腺发育不良	1～2岁内有喂养困难、肌张力低下；无视网膜色素变性和多指/趾，肾脏异常不常见
Joubert 综合征	*CEP290* 等至少 36 个基因	视网膜色素变性、多指/趾、肾脏及肝脏异常	有特征性三联征：头颅MRI特异性改变、肌张力减退及发育迟缓，随年龄的增长，呼吸异常有改善，眼睛运动异常较常见；泌尿生殖系统异常较常见

3.4.3.3　诊断流程及概要

BBS患者在胎儿期即可发现肾脏等泌尿生殖结构的异常，出生时即可发现指/趾畸形；随年龄的增长，1～3岁出现肥胖，进而并发代谢综合征；常在5～12岁诊断夜盲、视力受损及慢性肾脏疾病，一般在20～30岁时失明；在青春期，可能发现性腺发育不良等。建议对有疑诊BBS的患者，首先进行多学科的临床评估，进一步检查其他的临床表现；然后对临床诊断和疑似患者，进一步行遗传学检测确诊。具体见表3.6。

表 3.6　诊断及随访概要

类别		随访概要
首次访问	家族史	• 询问：其他的家庭成员是否具有BBS临床标准、BBS典型特征或已证实的BBS检测，父母是否患有代谢综合征、肥胖症或2型糖尿病，父母的身高、其他的畸形或患者家族中包括父母近亲的相关的医疗事件
	一般个人病史	• 询问：首次出现症状的年龄，是否存在内脏反位、隐睾手术、多指/趾切除、阻塞性睡眠呼吸暂停症状、饮食行为（如暴食症） • 眼科症状：眼球震颤、夜盲症、畏光、撞到物体、笨拙和视力低下的症状 • 泌尿肾脏症状：夜间饮水和每日液体摄入异常、遗尿、继发性遗尿、排尿问题 此外： - 根据内分泌学检查生殖器和尿道：生殖器异常检测（男性：小阴茎、睾丸位置和体积测量；女性：阴道闭锁、子宫积水……） - 肾脏超声检查（如果需要，还包括泌尿道和内生殖器）

续表

类别			随访概要
首次访问	一般个人病史		• 内分泌学：目标身高计算（儿童） • 发育状态：面部和身体的初步形态检查 此外： - 探寻多指畸形、短指畸形、脊柱侧弯、泌尿生殖系统畸形/异常…… - 任何其他（罕见）相关的畸形、内脏反位、心脏异常（首次就诊时进行超声检查）、便秘……
初步检查和后续跟进	内分泌系统	病史采集	• *饮食行为 • *阻塞性睡眠呼吸暂停的症状 • *体力活动和久坐时间
		临床检查	• *一般状况 • 青春期分期
		生长状态	• *身高、体重、BMI • 必要时：24 小时动态血压（当 3 次独立测量的血压均高于第 95 个百分位数时）
		验血	• *空腹血脂状况（TG、LDL、HDL、总胆固醇） • *空腹血糖和胰岛素、糖化血红蛋白、尿酸 • *肝脏：AST、ALT，成人口服葡萄糖耐量试验、血小板，用于计算 FIB4（肝纤维化指数） • *甲状腺：TSH、游离 T4 • IGF1（针对患有生长迟缓的儿童或接受重组 GH 治疗的成人） • 小青春期者、青少年和成年人（正常时每 5 年 1 次）：FSH、LH、总睾酮/雌二醇、催乳素、孕酮、SHBG、AMH（女性）、抑制素 B（男性） • 过渡期：重新评估促性腺激素和生长激素轴以寻找可逆性的改变
		影像学&电生理测试	必要时： • 当 BMI SDS > 3 时，通过 DEXA 测量身体成分（如果有） • 当肝功能检查异常/肝肿大时进行腹部超声检查（针对非酒精性脂肪肝） • 睾丸异位时行睾丸超声检查 • 痛经、雄激素过多症患者需进行盆腔超声检查 成人： - 生物电阻抗分析 - 肥胖和/或糖尿病患者需进行静息心电图检查 - 如果性腺功能低下，则进行骨密度测量 - 当 BMI > 35 或有提示性体征时进行多导睡眠图检查；当 BMI SDS > 3 时进行问卷调查
	肾脏泌尿系统	病史采集（每次访问）	*询问：夜间饮水量和异常的每日液体摄入量/平衡、每日尿量（遗尿、继发性遗尿）、排尿问题（频率、疼痛）
		临床检查	• *出现水肿、尿失禁—尿路感染（发热） • *动态血压（如果可行，行成人家庭血压）、24 小时血压*、身高、体重、BMI • *如果有高血压和/或糖尿病，则进行心电图检查
		验血	• *全血细胞计数 • *肌酐和估算肾小球滤过率，采用适合年龄的血清肌酐公式 • *胱抑素 C（如生长迟缓或肥胖症） • *尿素氮（BUN） • *电解质：Na⁺、K⁺、碳酸氢盐、钙、镁、磷酸盐、碱性磷酸酶 • *25-（OH）-D、PTH
		尿液检查	• *沉积物 • *肌酐 • *蛋白、白蛋白（白蛋白与肌酐的比率，以避免因多尿而导致的假阴性）、微量白蛋白

类别			随访概要
初步检查和后续跟进	肾脏泌尿系统	影像学*	• 首次就诊时进行的肾脏超声检查（以及泌尿道和内生殖器检查，如果需要的话），随后会根据初步的发现或并发的事件进行调整 • 必要时：MRI（青少年/成人），以防因肥胖和技术设备干扰超声成像检查
	眼科	病史采集	*询问：眼球震颤/斜视、夜盲症（父母不易发现）、畏光、视野丧失症状（撞到物体、笨拙）和低视力症状（丧失日常视觉的技能、无法识别人等）
		基本眼科检查	• *屈光检查（儿童和青少年在睫状肌麻痹的状态下进行） • 使用适合年龄的图表进行视力（最佳矫正）测试 • 裂隙灯（针对成人的白内障检测）
		功能测试	• *视野，适应年龄和视力水平
		影像学	• *眼底检查（眼底照片，如果可能的话，进行广角或超广角成像） • *OCT及眼底自发荧光显像
		视网膜电图	• 适用：仅在需要时进行全面的ERG检查，通常用于初步的诊断检查
	神经及发育异常	神经系统检查	• *根据年龄 • 必要时：如果有异常，行MRI，抽搐时进行脑电图检查
		神经心理学评估（需考虑患者的视力障碍）	• *根据年龄和患者：整体发展水平和思维迟缓的检查，根据患者的年龄和能力进行调整 • *行为问题评估：情绪不成熟、多动、不耐挫折、强迫症、情感受损 • *语言评估
		骨科评估	• 必要时：如有必要，适用于多指畸形、短指畸形、脊柱侧弯
		颅面	• *牙科检查（口腔卫生、拥挤等） • 必要时：如有需要：听力测试（瞬时诱发耳声发射测试和听力测验）和耳鼻喉测试，以查找传导性或混合性听力损失

注：*表示建议以每年1次的随访作为基础（但可根据具体情况增加）。TG，甘油三酯；LDL，低密度脂蛋白胆固醇；HDL，高密度脂蛋白胆固醇；AST，天门冬氨酸氨基转移酶；ALT，丙氨酸氨基转移酶；GGT，γ–谷氨酰转肽酶；FIB4（fibrosis–4 index），肝纤维化指数；TSH，促甲状腺素；IGF1，胰岛素样生长因子1；FSH，卵泡刺激素；LH，黄体生成素；AMH，抗苗勒氏管激素；SHBG，性激素结合球蛋白；SDS，标准差评分或Z分数；DEXA，双能X射线吸收测定法；PTH，甲状旁腺素；OCT，光学相关断层扫描；MRI，磁共振成像。

3.5 治疗与管理

消化道等先天性结构异常、肥胖和代谢综合征、慢性肾病和视网膜色素变性是BBS患者的生活质量和寿命的主要的影响因素。目前，BBS无特异性的治疗方法来预防多器官受累及某些器官损害的进展，以内分泌科、呼吸科、肾脏科、心血管科、眼科、口腔科、骨科和遗传科等多学科联合开展对症治疗和长期的随访评估。

3.5.1 眼科管理

迄今为止，尚无针对BBS患者的视网膜色素变性的特定疗法。目前，视力低下辅助器、电子应用程序、定向和移动训练、盲文及导盲犬可帮助视力受损的患者。90%的病例都存在屈光不正，应予以校正。带有选择性滤光片的有色眼镜可能对畏光有作用。白内障是视网膜色素变性的常见的并发症，必要时可进行人工晶体植入术。囊样黄斑水肿是视网膜色素变性的典型的并发症，应遵循经典的疗法。

需控制代谢综合征、高血压或糖尿病等，适当予以血管扩张剂、视神经和视网膜营养药（如尼伐地平等），适当补充微量元素、维生素A、胡萝卜素或叶黄素。已有α–AMS、Argus Ⅱ以及IRIS Ⅱ三种视网膜假体获得美国食品药品监督管理局批准或欧盟认可，但其手术较为复杂，假体的稳定性和远期效果均需进一步验证。

3.5.2　肥胖与内分泌异常的管理

针对肥胖进行生活方式的干预，包括限制热量摄入、加强运动，如游泳等有氧运动。但身体活动应考虑视力缺陷和神经发育的状态。建议有专业资质的运动指导员及营养师制定个性化的饮食方案。

对于有糖尿病的BBS患者，应优先考虑针对胰岛素抵抗且不会导致体重增加的治疗方法（如二甲双胍、基于肠促胰岛素的治疗、SGLT2抑制剂等）。患儿肥胖症和/或多食症的BBS患者可以接受MC4R激动剂的治疗。司美诺肽目前已获得欧洲药品管理局的批准，用于6岁及以上的儿童。新的药物疗法，如基于肠促胰岛素的治疗（如司美格鲁肽），出现在常见的肥胖症的治疗库中，但其对BBS患者的具体效果尚不明确。

尽管研究表明，减肥手术对罕见遗传性肥胖综合征（包括BBS）的效果相当鼓舞人心，但这些研究的随访时间不长。支持减肥手术作为罕见遗传性肥胖综合征的长期治疗的选择的高质量的证据不多。对于伴有神经心理疾病（智力缺陷和/或行为异常）的BBS患者，应谨慎选择手术，且需与多学科的专家团队讨论。应考虑收益—风险平衡：1）对体重的长期影响；2）与综合征相关的多器官损害的固有风险（消化系统、呼吸系统、贫血和血栓栓塞的风险）；3）心理问题和饮食行为异常是减肥手术的排除因素；4）由于有感觉及表达不适的困难，病情变化易被掩盖，并发症的风险增加。

血脂异常/非酒精性脂肪肝/甲状腺功能减退的治疗同非BBS患者。睾酮替代疗法是一种耐受性良好且成熟的治疗方法，可为性激素缺乏的患者提供较好的效果。在成人中，如有生育的需求，可使用GnRH泵或促性腺激素。但对于有行为问题的患者，雄激素替代治疗需谨慎。由于有可逆性性腺功能低下的报道，成年期（停止雄激素治疗后）需考虑重新评估性腺轴的功能。

以下就肥胖的具体干预进行详细阐述。

3.5.2.1　减肥干预和降糖疗法

肥胖的医学管理持续快速发展。成人和儿童有一系列的干预措施，包括饮食、生活方式、身体活动和药物治疗。重要的是，精确的体重管理方法需要根据个体患者量身定制。

GLP–1类似物现已获准用于减肥，可为2型糖尿病患者提供临床上显著的减重效果，改善代谢功能并对心血管结果产生有益的影响。但尚未对BBS患者有使用这些药物的专门的对照研究。然而，一份使用利拉鲁肽和索马鲁肽的病例报告显示，1名BBS10和2型糖尿病共存的患者的体重减轻（33%）且血糖控制正常化。最近发表的数据中，GLP-1 类似物似乎可有效减轻体重并改善 Alström 综合征患者的血糖控制。Alström 综合征是一种与 BBS 密切相关的罕见纤毛病。

减肥手术是一种安全有效的治疗肥胖的方法，具有长期的临床益处。已发表的文献中，专门研究其对 BBS 患者影响的研究相对较少，而且仅限于小系列和病例报告。成人和儿童均已进行过手术，包括可调节胃束带袖状胃切除术和 Roux-en-Y 胃绕道手术。据报道，患者体重的减轻范围为初始体重的 12% ～ 40%，同时伴有代谢功能的改善，包括血糖控制和血压，在某些情况下可停用药物。虽然缺乏长期的数据，但据报道，术后体重减轻可维持长达 3 年。在一项对 247 名接受减肥手术的患者的研究中，研究人员进行了回顾性基因分析，发现 9 个致病基因的 11 个突变可能导致肥胖（其中至少有 8 名患者有 Bbs1、Bbs2、Bbs5、Bbs9 和 Bbs13 突变）。仅在极少数个体（$n = 25$，其中只有 1 名患者有 Bbs9 突变）中进行了随访期间（12 个月）体重减轻的亚组分析，但不确定是否与致病变异患者的体重减轻的情况相当。这表明即使对于有明确遗传驱动因素的患者，减肥手术也是一种有效的手术。

3.5.2.2　靶向黑皮质素 4 受体通路

司美诺肽（Setmelanotide）是一种 MC4R 激动剂，已被开发用于治疗罕见的遗传性疾病，如暴食症和肥胖症。它是内源性 MC4R 配体 α-促黑素细胞激素的 8 个氨基酸肽类似物，因此，可以抑制食欲和减少饥饿感，并有可能显著减轻体重。在美国，Setmelanotide 最初获得美国食品药品监督管理局的许可，用于 6 岁以上因 POMC、前蛋白转化酶枯草杆菌蛋白酶 kexin 1 型和瘦素受体缺乏而导致的肥胖患者；在欧洲，Setmelanotide 已获得欧洲药品管理局的许可，用于治疗与 MC4R 激动剂缺乏相关的肥胖和饥饿感控制，以及基因证实的功能丧失的双等位基因 POMC 缺乏症（包括前蛋白转化酶枯草杆菌蛋白酶 kexin 1 型突变）或双等位基因瘦素受体缺乏症。最近，在美国和欧洲，Setmelanotide 已获准用于治疗 6 岁以上与 BBS 相关的肥胖症。

在 BBS 中开展的首项 Setmelanotide 研究（剂量递增和滴定至 3mg/d）有 8 名青少年和成年患者，其中 7 名完成了 12 个月的延长期。3 个月、6 个月和 12 个月时的平均体重的减轻量分别为 -5.5%、-11.3% 和 -16.3%。血压、血脂或血糖控制没有显著的变化；然而，所有这些参数在基线时均正常。该药物安全且耐受性良好；最常见的不良反应是注射部位的反应。最近，一项更大规模、为期 14 周的随机、多中心、双盲、安慰剂对照的 3 期临床试验（其中包括 52 周的开放标签延长期）已发表；该试验招募了 32 名 BBS 患者；32.3% 的不小于 12 岁的 BBS 患者在接受 52 周的 Setmelanotide 治疗后体重减轻至少 10%。平均 BMI 降低 9.1%（年龄 > 18 岁），饥饿评分降低 30.5%（年龄 > 12 岁）。与早期的研究类似，血压、血脂或血糖水平没有显著的变化。与该药物相关的最常见的不良反应是皮肤色素沉着过度（由于黑素细胞上的黑皮质素 1 受体被激活，从而产生黑色素）和注射部位的反应。在对同一研究的数据进行进一步分析时，生活质量评分（PedsQL、HRQOL 和 IWQOL–Lite）显示出有意义的临床改善，与体重减轻相关，但与饥饿评分的变化无关。

一项定性、半结构化访谈研究的数据已经发表，该研究针对饥饿、暴食症和饱腹感，研究对象包括患者（$n = 8$）和护理人员（$n = 11$）。在使用 Setmelanotide 治疗之前，饥饿被描述为一种消耗一切的感觉，患者对食物的关注度过高，对患者的生活产生了负面影响。Setmelanotide 治疗改善了饥饿感，减少了对食物的关注度和寻食行为，同时改善了身体和/或情绪健康。

虽然患者参与了上述一项指数研究，但已提供了长达 2 年的随访数据（$n = 54$，< 18 岁的患者 28 名，≥ 18 岁的患者 26 名），但仍需等待更长期的临床结果数据。18 个月和 24 个月后，≥ 18 岁患者的体重的平均变化分别为 -8.6%（10.3%；$n = 15$）和 -14.9%（10.4%；$n = 6$）。没有其他的安全问题。

然而，总体而言，目前的管理遵循标准方法，但目前缺乏对特定药物或治疗的详细的临床评估。

3.5.3 肾脏与泌尿道异常的管理

BBS 患者的肾脏和泌尿道异常的治疗与非 BBS 患者相同，应遵照现行的常见的指南。结构畸形可能需要外科治疗，由于肾病的病因不仅包括原发性（如囊性肾病），还与代谢综合征、高血压或糖尿病密切相关，因此，代谢综合征、高血压或糖尿病的防控非常重要；需注意饮食（如控制蛋白质的摄入）、矫正加重因素（如低血容量、严重的感染、尿路梗阻等）；根据尿量、血压、水肿等情况调整出入量以维持水、电解质平衡，纠正代谢性酸中毒。对于终末期肾病的患者，可考虑透析或移植治疗，有报道肾移植后的远期预后较好。然而，严重的肥胖可能是肾移植的相对禁忌证。据报道，BBS 患者在肾移植后的 BMI 中位数有增加，因此，需考虑采用糖皮质激素减量方案。肾移植前，需评估心血管是否有异常。

3.5.4 多指/趾等结构异常的管理

总体而言，结构异常的管理与非 BBS 患者的管理无异。建议进行早期心脏腹部及生殖器的超声检查，并按照当前的建议处理。治疗无功能的多指/趾畸形手术可在出生时或婴儿早期进行。

3.5.5 神经发育异常的管理

发育迟缓和智力异常，需根据不同的年龄需求及受累程度，进行个性化的康复训练，如运动、语言康复等。

3.5.6 新方法的探索

目前，基因治疗仍处于研究或临床试验的阶段，而 *BBS* 致病基因、突变位点及类型多样、损害脏器多，增加了基因治疗研究的难度。目前，基因治疗最有可能被用于视网膜色素变性的治疗。2018 年，美国和欧盟批准了用基因治疗药物 Luxturna™治疗 *RPE65* 基因突变引起的 Leber 先天性黑矇和常染色体隐性遗传性的视网膜色素变性。Luxturna™ 的活性成分是一种重组腺相关病毒（adeno–associated virus，AAV），其具有治疗性基因序列，可使 RPE 细胞产生类视黄酸异构水解酶 RPE65。AAV 颗粒的大小约为 25nm，在水溶液中稳定。Luxturna™ 是一种 AAV，旨在通过视网膜下腔途径给药，将 *RPE65* 基因的校正 cDNA 与其他调控 DNA 序列（包括启动子、poly–A 序列）一起引入，可以恢复患有双等位基因 *RPE65* 突变的 Leber 先天性黑矇患者的 RPE65 蛋白缺乏症。用这种药物治疗的视网膜色素上皮会产生功能性酶 RPE65，在视觉周期中产生 11–顺式视黄醛。它被运送到残留光感受器的外节，能够产生感光色素，并在暴露于光线后启动光转导级联。最新的临床试验报告称，视力、视野和视网膜的敏感度均得到改善，且治疗后的维持时间长达 4 年；然而，在长期随访中仍然观察到持续的视网膜退化。还有多项其他基因相关的视网膜色素变性基因治疗已进入临床研究的阶段。表 3.7 为 BBS 患者管理的概要。

表 3.7 BBS 患者管理的概要

类别		管理概要
遗传咨询	一般建议	•提倡父母、患者和家庭成员进行遗传咨询 •必须进行基因分子检测（如有）
全身麻醉	一般建议	•使用先进的设备（视频喉镜检查或纤维支气管镜检查下的插管技术）对任何全身麻醉进行详细和密切的监督，尤其是对成人 •如果术前、术中和术后评估密切检测，则没有全身麻醉的禁忌证
内分泌系统	肥胖	•多学科护理：儿科医生、内分泌科医生、营养师、心理学家、理疗师、社会工作者 •最初的生活方式建议：定期进行体育锻炼、饮食和饮食行为的跟踪 •如果可行，根据适应证进行药物治疗： - MC4R 激动剂（Setmelanotide） - 针对常见的肥胖症的、以肠促胰岛素为基础的药物疗法，必须在 BBS 中进行评估 •肥胖手术：对减肥手术必须进行长期评估 •干预措施需要量身定制，因为常规的计划不适合发育迟缓的儿童
	其他内分泌疾病	•男性性腺功能低下：睾酮替代疗法（青春期）、GnRH 泵和促性腺激素可在成年期使用 •糖尿病：二甲双胍、GLP–1 类似物和 SGLT2 抑制剂 •甲状腺功能减退症：左旋甲状腺素疗法（剂量根据年龄和体重调整） •身材矮小且已证实缺乏生长激素：儿童期的重组生长激素
泌尿肾病系统	特殊护理	•多尿：日常管理多尿以及异常的体液流失造成的脱水风险 •高血压：饮食对于预防或治疗高血压以及预防或控制肥胖/糖尿病的重要性 •如果患有慢性肾脏疾病，则根据当前慢性肾脏病管理指南进行随访。慢性肾脏疾病治疗应根据慢性肾脏疾病的分期，遵循以下的建议：药物治疗、透析、移植
	全球推荐	•总体上，避免使用肾毒性药物 •如果血压高，建议定期做心电图和心脏超声检查 •如果患有高血压、糖尿病和慢性肾脏疾病，根据建议进行心脏缺血测试 •如果排尿功能障碍，根据当前的建议，预防和管理尿路感染的风险

续表

类别		管理概要
眼科	特殊护理	• 适合年龄的低视力护理和视觉辅助 • 如果需要，可使用有色滤光片来矫正眼睛 • 适应视力障碍的学校及工作和康复课程 • 登记为视力不佳/盲人，并遵循标准的建议 • 如果需要，可提供手杖/狗/应用程序 • 如果需要，可以进行白内障手术 • 如果需要，对黄斑囊样水肿进行局部或全身治疗
神经及发育异常	特殊护理	• 多指畸形（通常在儿童时期发生）和脊柱侧弯的矫形手术 • 治疗短指症的设备 • 泌尿生殖道畸形手术（例如：子宫积水） • 根据评估进行神经心理或精神护理（从偶尔护理、日常护理到长期护理） • 心理治疗和家庭支持

3.6 遗传咨询与预防

　　每一个有先证者的BBS家庭均应该进行遗传咨询，了解该家族的发病情况，让家长了解该疾病的病因、遗传风险等，指导再生育。如果先证者的父母均为携带者，25%子代患BBS，50%子代是携带者，25%子代不患BBS。先证者与不携带相同的*BBS*基因致病变异的正常人结婚，子代均为携带者。

　　产前诊断和植入前诊断有助于优生优育。对于先证者基因诊断明确的家系，患者母亲再孕时可在孕11～14周取胎盘绒毛细胞或孕16～22周的羊水细胞进行致病基因的突变分析。先证者基因诊断不明的家族的胎儿的产前诊断困难，但已有肾脏病变和多指/趾畸形胎儿通过产前诊断得到确诊的报道。胚胎植入前的遗传学诊断是在胚胎移植前，取胚胎的遗传物质进行分析，检测是否存在与先证者相同的致病基因的变异。

3.7 病例分享

　　患儿，女，1岁9个月，母亲孕1产1，足月经阴道分娩产出，出生体重3.3kg，出生身长51cm。父亲身高178cm，体重75kg，BMI 23.6kg/m^2；母亲身高170cm，体重66kg，BMI 22.8kg/m^2，非近亲结婚，母亲孕期无明显的异常。

　　产检时，胎儿超声发现双肾增大、肾盂扩张，出生后发现左足多趾，半岁时手术切除。生后1个月复查超声发现双肾增大、皮髓质界限不清。此后，多次复查肾脏超声，肾脏实质损害，肾脏发育不良。5月龄时眼底检查无殊，10月龄时发现左眼偶发外斜；查眼B超无异常，广角眼底照无异常，电生理相应熄灭状态，最近外斜有所好转，频次下降。出牙早，平衡力差，刚会独走，不会说话，长期在早期干预门诊上干预课（包括功能训练、视力训练、小儿推拿、电刺激）。一直食欲好，无喂养困难，近期发现食欲控制困难，主动觅食常见，10 个月前发现体重增长过快。

查体：一般情况可，肥胖体型，身高 91.2cm，体重 18.5kg，腰围 58.5cm，臀围 65cm，腹壁皮下脂肪 3cm，颈部皮肤无明显变黑增厚，心肺停诊无殊，腹软，肝脾未及明显的肿大，神经系统检查阴性，双乳 B1 期，外阴 PH1。

多次血常规、肝肾功能、血脂、甲状腺功能、尿常规的检查结果均正常。肝脏、胰腺、脾、肾卜腺 B 超未见明显的异常。1 岁时，心超：动脉导管未闭（细），大动脉水平细小且左向右分流。1.5 岁时，头颅 CT 提示双侧侧脑室稍扩大。

鉴于患儿的表型，对该患儿进行了遗传检测，基因检测发现 *BBS12* c.1320_1326dup TGTGATG（p.q443cfs*22）父源/c.2062delA（p.s688vfs*3）母源致病变异，证实为 BBS。

参考文献

BEALES P L, ELCIOGLU N, WOOLF A S, et al. New criteria for improved diagnosis of Bardet–Biedl syndrome: results of a population survey.J Med Genet, 1999, 36（6）: 437–446.

DOLLFUS H, LILIEN M R, MAFFEI P, et al.Bardet–Biedl syndrome improved diagnosis criteria and management: inter European reference networks consensus statement and recommendations. Eur J Hum Genet, 2024, 32（11）: 1347–1360.

FLOREA L, CABA L, GORDUZA E V. Bardet–Biedl syndrome–multiple kaleidoscope images: insight into mechanisms of genotype–phenotype correlations. Genes（Basel）, 2021, 12（9）.

FORSYTH R, GUNAY–AYGUN M. Bardet–Biedl Syndrome Overview.// ADAM M P, FELDMAN J, MIRZAA G M, et al.GeneReviews（®）. Seattle（WA）: University of Washington, 1993.

TOMLINSON J W. Bardet–Biedl syndrome：a focus on genetics, mechanisms and metabolic dysfunction. Diabetes Obes Metab, 2024, 26（2）: 13–24.

CHAPTER 4

第 4 章
Prader-Willi 综合征

4.1 概述与历史沿革

4.1.1 定义与命名

Prader-Willi综合征（Prader-Willi syndrome，PWS；OMIM 176270），又称肌张力低下-智能障碍-性腺发育滞后-肥胖综合征，俗称小胖威利综合征，是一种罕见的先天发育缺陷性疾病，也是第一种被认识的人类基因组印记遗传病。PWS的命名源自首次报道这一综合征的三位研究者：Andreas Prader、Alex Labhart 和 Heinz Willi。他们在 1956 年首次描述了这一病症，因此，该综合征以他们的名字命名。在分子遗传学层面，PWS发病由父源 15 号染色体长臂 15q11.2 ～ q13.1 区段印迹基因的缺失或沉默引起。这种基因表达或功能缺陷可以由几种不同的遗传机制引起，包括父源染色体 15q11.2 ～ q13 片段的缺失、母源单亲二倍体，以及印迹中心缺陷等。

PWS的临床表型复杂，主要的临床特征包括新生儿及婴儿的肌张力低下、喂养困难、生长迟缓、性腺发育不良、智力障碍和行为问题等。随着患者年龄的增长，PWS患者会逐渐出现食欲过盛及致命性肥胖，这是该综合征最显著的特征之一。此外，PWS患者还可能表现出特殊面容、运动发育迟缓、智力/语言障碍、学习困难、情绪行为异常、性腺发育不良、眼部异常、口腔异常、体温调节异常、骨骼畸形等。值得注意的是，PWS是最常见的遗传性肥胖症的病因，超重及肥胖在儿童PWS中的发病率为 40%，在成年PWS中可增至 82% ～ 98%。目前，尽管多学科护理取得了重大的进展，但据报道PWS的每年死亡率仍为 1% ～ 4%，患者的中位死亡年龄为 30 岁。导致PWS患者早逝的重要的原因包括严重的病态肥胖及其引起的呼吸道疾病（超过 50% 的患者）、呼吸循环衰竭和血管意外等并发症，以及与暴食有关的窒息、胃肠穿孔等。

PWS的早期诊断和合理干预，对改善患儿的生活质量、预防严重的并发症和延长寿命是至关重要的。目前，PWS的诊断主要依赖于临床评估结合遗传学检测，但由于PWS的临床表现广泛、累及全身多器官多系统，可能与其他遗传代谢和发育相关疾病的临床症状部分重叠，因此易出现漏诊、误诊。关注基因型—表观基因型—表型的联系，注意鉴别诊断，实现疾病的早期诊断，对于PWS患者尤为重要。目前，PWS尚无法根治，临床治疗较依赖多学科协作，以对症治疗和辅助性治疗为主，根据不同年龄阶段的患儿的特点，主要进行行为管理、饮食干预、生长激素（growth hormone, GH）以及性激素替代等治疗，但现有的疗效仍不佳，患者需终身照料和监管，给家庭和社会带来了沉重的负担。

4.1.2 发现与历史发展

PWS作为一种复杂的遗传性疾病，其发现与历史发展经历了多个阶段。Andreas Prader、Alex Labhart和Heinz Willi三位学者于1956年根据9名患者的特有的临床表型，首次报道了PWS。他们描述了PWS的一系列特征性症状，包括肥胖、生长迟缓、隐睾以及智力障碍等。在PWS的疾病发现历史上，1981年是具有里程碑式的年份。Ledbetter等揭示了染色体15q11.2 ~ q13区域的缺失是导致PWS的主要原因。这一发现是PWS研究领域的一大突破，因为它为疾病的诊断和遗传咨询提供了早期的分子遗传学的基础。1989年，Nicholls等进一步报道了非缺失性PWS，并首次提出PWS是一种由印迹基因缺陷所致的遗传病。随着对PWS研究的深入，医学界对这一罕见疾病的认识不断增加，包括患者的生长发育、内分泌功能、神经精神症状、骨骼肌肉系统等相关的临床表现、诊断方法和治疗策略等。1993年，Holm等报道了PWS的临床诊断标准共识，这有助于临床医生更准确地识别和诊断PWS。

随着分子生物学技术的不断发展，研究人员对PWS的分子遗传学基础进行了更深入的研究。发现除15号染色体父源基因缺失外，还有其他的遗传缺陷类型也可能导致PWS，如母源单亲二倍体、印迹中心缺陷等。这些发现进一步丰富了对PWS遗传病因的认识。在治疗方面，除了传统的饮食控制、生长激素治疗等方法外，一些新的治疗方法也在不断地探索中，如基因治疗、新兴的药物治疗等，但这些方法仍处于研究阶段。

总的来说，PWS的研究历史经历了从早期的病例观察到遗传病因的发现，再到分子遗传学机制的深入研究和治疗方法的不断探索的过程。随着研究的不断深入，学者们对PWS的认识也不断加深，这为患者的诊治提供了更好的支持。

4.2 流行病学特征

PWS属于一种全球范围内分布的罕见遗传性疾病。根据不同的研究和统计数据，国外不同人群的发病率约为1/30000 ~ 1/10000，也有报道指出范围可能在1/30000 ~ 1/8000，大多为散发性病例。PWS在所有的种族中都有发生，且受影响的男女比例相等。PWS发病率虽然相对较低，但由于人口基数较大，实际的患者数量也不可忽视。根据已有的不同国家的流行病学调查，PWS在全球范围内的分布相对均匀，但在不同地区和种族之间的诊断和研究可能存在差异。

目前，我国尚缺乏完整的 PWS 流行病学资料。由于 PWS 的发病率低，早期的临床特征不典型，且其诊断需要依靠基因检测手段等，因而极易被漏诊、误诊。这也给准确统计我国的发病率造成了很大的困难，很多患者可能在早期没有被及时发现和诊断，从而未能纳入发病率的统计中。但如按国外的患病率推算，可以合理估计我国可能有上万例患者的疾病，其属于较常见的罕见病。目前，虽然我国缺乏关于 PWS 的确切的发病率的数据，但随着医学技术的不断进步和人们对罕见病认识的提高，未来有望通过加强基层医生的培训、建立罕见病登记系统和开展多中心合作研究等方式，提高我国对其发病率的准确统计。

4.3 发病机制

4.3.1 遗传学基础

PWS 发生主要由父源染色体 15q11.2 ～ q13.1 区域内印迹基因表达或功能缺失所致。其相关的分子遗传学缺陷类型可归纳为表观遗传学（基因组序列未改变）及遗传学（基因组序列改变）2 个方面，主要分为以下 4 类（见图 4.1）。

（1）父源染色体 15q11.2 ～ q13.1 片段缺失型，在西方的 PWS 患者中占 65% ～ 75%，在亚洲人群中的比例稍高于 80%（要高于西方人群）。

（2）母源单亲二倍体（maternal uniparental disomy，matUPD）（20% ～ 30%），导致 15q11.2 ～ q13.1 区域的父源等位基因表达缺失。

（3）印迹缺陷（imprinting defects）包括印迹中心突变或微缺失（1% ～ 5%）。

（4）染色体重排（< 1%）。极少数的 PWS 患儿由于 15 号染色体发生平衡易位，尽管保留了 *SNURF–SNRPN* 基因的启动子、编码序列及转录活性，但患儿仍呈 PWS 的典型表现。

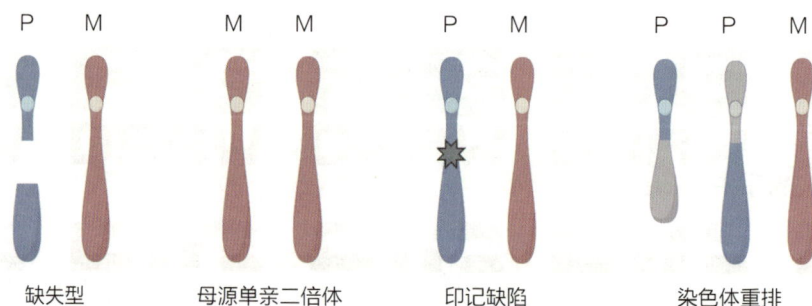

P M　　　M M　　　P M　　　P P M
缺失型　　　母源单亲二倍体　　　印记缺陷　　　染色体重排

图 4.1　PWS 的遗传类型。P 表示父源 15 号染色体，M 表示母源 15 号染色体。印迹缺陷型发生在双亲遗传的情况下，但父源的 15 号染色体以典型的母源 15 号染色体的方式被印迹（即相关基因不表达）

4.3.2 病理生理机制

PWS 的病理生理机制是一个复杂的网络，涉及下丘脑、神经、代谢、肌肉、脂肪、骨骼等多个系统的相互作用。

4.3.2.1 下丘脑功能障碍

下丘脑是人体内分泌、代谢和自主神经系统的关键的调节中枢。在 PWS 患者中，下丘脑功能障碍是多种临床症状的核心机制。

1. 下丘脑—垂体轴异常

（1）生长激素缺乏：PWS 患者的下丘脑分泌的生长激素释放激素（growth hormone–releasing hormone，GHRH）减少，导致垂体分泌 GH 不足。这是 PWS 患者生长迟缓、身材矮小的重要原因。

（2）性腺激素异常：下丘脑对性腺轴的调节失常，使得促性腺激素释放激素（gonadotrophin–releasing hormone，GnRH）分泌异常。在 PWS 男性患者中，导致睾丸发育不全、睾酮分泌减少；在女性患者中，引起卵巢功能障碍、雌激素水平低下，表现为性腺发育不良和青春期发育延迟。

（3）甲状腺激素调节异常：PWS 患者的下丘脑—甲状腺轴也受到影响，甲状腺激素分泌的调节紊乱，可能进一步影响患者的代谢率、生长发育和神经系统的功能。

2. 食欲调节失衡

下丘脑内存在多个与食欲调节相关的核团，如弓状核、室旁核等。PWS 患者下丘脑发育及功能有障碍，下丘脑与食欲调节相关的核团功能受损，导致食欲调节失衡。PWS 患者的下丘脑对饱腹感信号（如瘦素、胰岛素等）的敏感性降低，导致不能正常感知饱腹感，从而出现食欲亢进。另外，PWS 患者的大脑驱动摄食行为的区域（包括下丘脑、岛叶皮质、杏仁核和眶额叶）过度激活，对食物的动机和奖励反应异常。

下丘脑弓状核对于调节包括摄食在内的稳态过程至关重要。弓状核包含 2 个至关重要的代谢相关的神经元：阿黑皮素原（pro–opiomelanocortin，POMC）神经元，主要发挥抑制摄食的功能；刺鼠关联肽（agouti–related peptide，AgRP）神经元，发挥促进摄食的功能。AgRP 和 POMC 神经元可以向下丘脑的其他脑区投射，如室旁核和背侧核，以调节进食和能量平衡。而 PWS 患者下丘脑内调节食欲的关键神经元之间的平衡可能被打破，食欲促进信号通路可能增强。患者的 POMC 神经元活动受抑，其分泌的 α–黑素细胞刺激素（α–melanocyte–stimulating hormone，α–MSH）减少；AgRP 与神经肽 Y 等食欲促进因子的分泌或作用可能增加，进一步刺激患者的食欲，导致过度进食和肥胖。此外，也有研究发现，PWS 患者的外周调节食欲激素紊乱，如"饥饿激素"Ghrelin 异常升高，抑制食欲的胰岛素、瘦素和肽 YY 降低等，这些都是 PWS 患者贪食性肥胖的主要作用因素。

4.3.2.2　神经系统异常

1. 大脑结构和功能改变

PWS患者的大脑皮质存在神经元连接异常。在大脑发育的过程中，神经元需要通过轴突和树突的生长、延伸来建立复杂的网络连接。PWS患者由于相关基因缺陷，神经元的迁移和分化受阻，导致皮质神经元之间的连接稀疏或错误连接。这种连接异常会影响神经递质在神经元之间的传递路径和效率。例如，在大脑额叶皮质，多巴胺等神经递质的传递对于认知、行为控制等功能至关重要，神经元连接受损会使多巴胺的信号传递受阻，导致患者出现认知障碍和行为问题。

另外，大脑白质的纤维束连接在PWS患者中也可能存在缺陷。弥散张量成像研究显示，连接大脑不同区域的白质纤维的完整性受损，可能影响大脑区域之间的信息传递，与患者的认知和行为问题相关。

海马在学习、记忆等功能中起着关键作用，其功能依赖于多种神经递质的正常调节。在PWS患者中，海马结构存在萎缩现象，神经元的数量减少，这种结构变化影响了神经递质的功能。例如，乙酰胆碱是海马中参与学习和记忆调节的重要的神经递质，海马萎缩使乙酰胆碱受体减少；同时，乙酰胆碱的合成和释放也可能受到影响，从而导致患者学习和记忆的能力受损。

杏仁核与情绪调节密切相关，其功能异常在PWS患者的情绪问题中扮演重要的角色。杏仁核内的神经递质系统，如 γ-氨基丁酸（γ-aminobutyric acid，GABA）和血清素，在情绪调节中发挥关键作用。在PWS患者中，杏仁核的功能障碍可能导致GABA和血清素的调节失常。例如，杏仁核中GABA能神经元活动异常，可能使患者的情绪稳定性下降，容易出现焦虑、抑郁等情绪问题。

2. 神经递质系统紊乱

PWS患者的神经递质系统紊乱并不局限于单一类型的神经递质，常见的如多巴胺、5-羟色胺、GABA、谷氨酸、乙酰胆碱等神经递质都存在不同程度的失衡。这些神经递质在大脑中具有各自独特的功能，它们的紊乱共同导致了PWS患者在行为、认知、情绪和生理等多个方面的症状。PWS的神经递质系统紊乱还是一个动态的过程。在PWS患者的生长发育的过程中，这种紊乱可能随着年龄、环境因素以及患者身体内部的生理变化而发生改变。例如，在儿童期可能主要表现为由食欲调节相关神经递质失衡导致的过度进食的问题，随着年龄的增长，认知和情绪相关神经递质紊乱引发的症状会逐渐凸显。

（1）多巴胺系统

多巴胺在大脑中的功能涉及运动控制、奖励机制、认知和情绪调节等多个方面。PWS患者的多巴胺系统存在紊乱：一方面，多巴胺受体的表达或功能可能存在异常；另一方面，多巴胺的合成、释放和再摄取过程也可能受到影响。其中，多巴胺合成的关键酶，如酪氨酸羟化酶可能受到基因缺陷或其他因素的影响，导致多巴胺合成减少。同时，负责多巴胺代谢的酶（如单胺氧化酶和儿茶酚–O–甲基转移酶）活性也可能改变，使多巴胺在体内的代谢速率发生变化。例如，在PWS患者中，可能存在多巴胺代谢减慢的情况，导致其在大脑特定区域的浓度异常。这些变化可能导致患者对食物的过度渴望（食物作为一种奖励刺激）、运动协调性差、灵活性降低以及一系列的行为问题，如冲动、强迫行为等，这些症状会影响患者日常的生活活动能力和学习能力。

（2）5–羟色胺系统

5–羟色胺在情绪调节、睡眠和食欲控制中发挥作用。在PWS患者中，由于基因缺陷或营养因素（如色氨酸摄取不足），色氨酸羟化酶的活性可能受到抑制，导致5–羟色胺合成不足。此外，大脑中5–羟色胺的合成还可能受到下丘脑—垂体—肾上腺轴调节紊乱的间接影响。PWS患者的5–羟色胺系统功能障碍可能与患者的情绪不稳定、睡眠障碍和食欲亢进有关。此外，5–羟色胺水平的改变还可能通过影响下丘脑的食欲调节核团，进一步加重食欲问题。

（3）γ–氨基丁酸（GABA）系统

GABA是大脑中的主要的抑制性神经递质，与谷氨酸（主要的兴奋性神经递质）共同维持大脑的兴奋性平衡。在PWS患者的大脑中，GABA能神经元的活动和GABA的释放存在异常。这可能是由于大脑结构异常（如杏仁核等与情绪调节相关区域的结构改变）影响了GABA能神经元的正常功能。在PWS患者中，GABA系统紊乱会导致大脑兴奋性调节失衡，可能表现为癫痫发作频率增加或大脑对外部刺激的过度反应，影响患者神经系统的稳定性。

（4）谷氨酸系统

谷氨酸受体在 PWS 患者的大脑皮质等区域存在功能异常。大脑皮质的谷氨酸受体对于感觉输入、认知加工和运动控制等功能的正常发挥至关重要。受体功能异常会影响谷氨酸的信号传递，导致皮质功能障碍。例如，在学习和认知任务中，谷氨酸信号传递不畅可能使患者表现出学习困难。谷氨酸与其他的神经递质（如GABA）之间存在密切的相互作用。在正常的大脑中，谷氨酸和GABA通过复杂的机制协同调节大脑的兴奋性和抑制性平衡。在PWS患者中，由于谷氨酸系统紊乱，这种相互作用失调进一步影响大脑的整体功能，使脑对感觉输入、认知加工等的反应能力下降。

（5）乙酰胆碱系统

在PWS患者中，乙酰胆碱在海马和大脑皮质等区域的合成和释放可能受损。海马中的乙酰胆碱对于学习和记忆功能是不可或缺的，其合成和释放减少会导致患者的学习和记忆能力下降。例如，在记忆任务中，PWS患者可能难以形成新的记忆，或者对已有的记忆提取困难。

4.3.2.3 异常的身体组分

PWS是最常见的危及生命的综合征性肥胖病。根据文献报道，在未经GH治疗的PWS

个体中，体脂量可占其身体组成的 40% ～ 50%，这是正常人群的 2 ～ 3 倍。而 PWS 患者的总能量消耗、静息能量消耗、睡眠和活动时的能量消耗均低于对照群体。不少研究利用双能 X 射线吸收法（dual energy X–ray absorptiometry，DEXA）检测到 PWS 患者的特殊的身体组分：与身体质量指数匹配的原发性肥胖患者相比，PWS 患者身体组分中的总脂肪量明显增加，四肢脂肪的比例高，而躯干脂肪的比例低，并伴有肌肉量减少。

4.3.2.4　能量代谢紊乱

PWS 患者的基础代谢率通常低于正常的人群，意味着 PWS 患者在静息状态下消耗的能量也减少。这与 PWS 患者的肥胖倾向密切相关，其摄入的热量即使与正常人相当，也更容易导致热量储存和体重增加。基础代谢率降低可能是由于下丘脑—甲状腺轴功能失调而导致甲状腺激素分泌减少。

除了基础代谢率低，PWS 患者的身体活动的能量消耗也减少。一方面，由于肌张力低下和运动能力受限，患者的自发运动减少；另一方面，即使在同等的活动水平下，PWS 患者的能量消耗也比正常人少，这可能与肌肉质量减少和线粒体功能障碍有关。

4.3.2.5　糖脂代谢紊乱

在能量代谢的过程中，PWS 患者的脂肪代谢存在异常。脂肪分解需要多种酶的参与，而这些酶的活性在患者体内可能发生改变。例如，脂肪酶的活性可能降低，导致脂肪的分解速度减慢。同时，脂肪酸进入线粒体进行 β–氧化的过程也可能受到阻碍，使得脂肪不能被有效地分解为能量。

PWS 患者体内的糖代谢也存在问题。患者可能存在胰岛素抵抗现象，主要因素包括：胰岛素受体可能存在结构和功能缺陷；胰岛素相关信号通路可能失调；PWS 患者体内的脂肪组织过多，脂肪细胞分泌的多种细胞因子可能参与胰岛素抵抗的形成。PWS 患者的糖代谢异常使他们处于高糖尿病风险的状态。长期的胰岛素抵抗、高血糖和高胰岛素血症等因素都可能导致胰岛 β 细胞功能逐渐衰退，最终发展为 2 型糖尿病。一旦发展为糖尿病，患者的血糖控制将更加困难，且糖尿病的并发症（如糖尿病肾病、糖尿病视网膜病变和心血管疾病）将进一步威胁患者的健康。

4.3.2.6　肌肉系统异常

PWS 患者的肌张力低下可能与肌肉本身的发育不良有关。基因表达的异常可能影响了肌肉组织的正常发育和功能，导致肌力减弱和肌张力降低。

PWS 患者的肌张力低下可能与肌纤维类型分布异常相关。正常的肌肉包含不同类型的肌纤维，如 Ⅰ 型（慢肌纤维）和 Ⅱ 型（快肌纤维），它们在收缩速度、力量和耐力等方面各有特点。研究发现，PWS 患者的肌肉中 Ⅰ 型肌纤维比例可能相对减少，Ⅱ 型肌纤维比例相对增加。这种变化可能影响肌肉的收缩特性，因为 Ⅰ 型肌纤维富含线粒体，具有较高的有氧代谢的能力，对于维持肌肉的持续收缩和张力有重要的作用。

有研究利用电子显微镜观察显示，PWS患者的肌纤维存在结构紊乱：肌原纤维的排列不整齐，Z线和M线可能模糊不清，肌小节的结构完整性受损。这些结构上的改变会影响肌肉收缩的效率，导致肌肉力量的产生和传递受到阻碍，进而引起肌张力低下。

PWS患者的肌张力低下还可能受神经调节异常的影响，例如，运动神经元的发育及传导功能在PWS患者中也存在问题。另外，大脑和脊髓中的神经递质系统在调节肌肉张力方面起着关键作用，而PWS患者存在兴奋性和抑制性神经递质的失衡，且相关神经递质（如多巴胺）的合成、转运和代谢也存在紊乱。

此外，PWS患者常伴有生长激素缺乏和其他内分泌代谢异常。这些内分泌问题可能间接影响肌肉的发育和功能，从而导致肌张力低下。

4.3.3 分子生物学机制

15 号染色体长臂 15q11 ～ q13 区域长约 6Mb，从染色体长臂远端至着丝粒方向可依次分为远端非印迹区域、Angelman综合征印迹区、PWS印迹区及近着丝粒处断裂点BP1和BP2 间的非印迹区域 4 个亚区。印迹中心位于PWS印迹区内 SNURF–SNRPN 基因启动子区域，掌控印迹区内父源印迹与母源印迹之间的转换。典型的父源 15q11 ～ q13 缺失区域包含 23 个基因：仅父源表达的印迹基因，包括 5 个蛋白质编码基因（SNURF–SNRPN、NDN、MAGEL2、MKRN3 和 NPAP1），SNURF–SNRPN 基因下游 UTR 区域产生的大量的小核仁RNA（small nucleolar RNA，snoRNA）（包括SNORD64、SNORD109A、SNORD115簇和SNORD116簇等）以及几个反义转录本；母源优先表达的 UBE3A 基因（与另一种印迹遗传病Angelman 综合征相关）；以及双亲同等表达的等位基因（NIPA1、NIPA2、CYFIP1、TUBGCP5）；远端非印迹区域（包含 3 个GABA受体亚基、OCA2 和HERC2）（见图 4.2）。

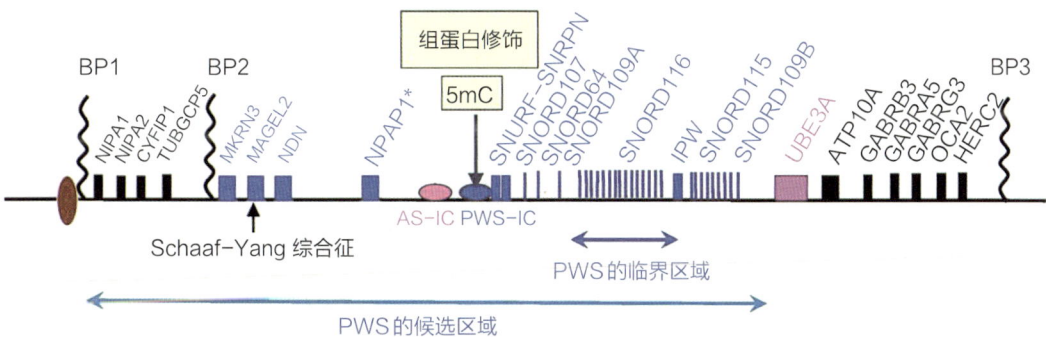

图 4.2 人 15 号染色体长臂 15q11.2 ～ q13 区域的基因分布和印迹情况。BP1、BP2 及 BP3 是常见的 3 个断裂点，常为 BP1 ～ BP3 和BP2 ～ BP3 缺失。蓝色表示 PWS 相关母源印迹基因，仅在父源染色体上表达；红色表示Angelman综合征相关父源印迹基因（UBE3A），仅在母源染色体上表达；黑色表示等位基因；IC 表示印迹中心。[图片来源：WANG S E, JIANG Y H. Potential of epigenetic therapy for Prader-Willi syndrome. Trends Pharmacol Sci, 2019, 40(9): 605–608.]

目前对于最常见的父源缺失型PWS，可根据染色体近端断裂点的不同，主要分为两个缺失亚型：从近着丝粒端断裂点BP1到端粒端断裂点BP3之间较大片段的缺失称为Ⅰ型缺失，而从近着丝粒端断裂点BP2到端粒端断裂点BP3之间较小片段的缺失称为Ⅱ型缺失，两者在临床表现和行为问题方面存在一定的差异。实际上，PWS复杂的临床表现不仅是缺失染色体上发现的基因本身丢失的结果，也与这些基因的下游调控网络变化的结果相关。然而，PWS的发病机制目前尚不十分明了。

1. *SNORD116*

大量的临床数据对于PWS病例的不同的缺失位置和长度分析以及动物模型研究均表明，*SNORD116*簇基因的缺失对于PWS的发病至关重要。其中，一例父源*SNORD116*高度限制性微缺失（118kb，仅*SNORD116*基因簇缺失而侧翼基因表达保留）的特殊的PWS患者也在2015年被发现并报道，是迄今为止被描述的最短的PWS缺失类型的病例，成为*SNORD116*在PWS发病机制中起决定性作用的有力的临床证据。*SNORD116*基因编码29个串联成簇的C/D box snoRNA，每一个拷贝都由位于长非编码*SNHG14*基因的一个内含子区域编码。目前尚未发现*SNORD116*的经典作用靶rRNA或snRNA及分子功能，故被分类为孤儿snoRNA，其相关的分子功能的研究仍处于初步阶段。

*Snord116*缺失的小鼠模型在较大程度上复现了PWS患者的临床症状。现有的*Snord116*全身敲除的小鼠模型主要包括两个品系——*Snord116*tm1.1Uta（包括*Snord116*缺失）和*Snord116*tm1Jbro[包括*Snord116*和IPW（由*SNHG14*基因编码的ncRNA）缺失]。它们表现出肌张力低下、生长发育迟缓、食欲亢进、进食过度、运动学习能力障碍、睡眠障碍等诸多表型，但遗憾的是，肥胖表型在PWS小鼠模型中均复刻不佳。因而，*SNORD116*与PWS肥胖发病机制的关联的研究一直是困扰学者的关键的科学难题。目前，在*Snord116*模型小鼠中对人类PWS患者病态肥胖的表型的重现较为困难，关于*Snord116*模型小鼠贪食与进食过度表型的大量研究结果也存在矛盾。在*Snord116*全身敲除的小鼠模型中，部分研究发现生长发育迟缓，无肥胖的表现，摄食量在校正低体重影响后也无明显的差异；部分研究观察到出生体重低，能量消耗增加，体重偏低伴有脂肪量减少，甚至抵抗高脂饮食诱导的肥胖，但可出现进食策略的改变，包括觅食相关活动加强、摄食过度、进食时间更长等。

*SNORD116*被发现在大脑中高度表达，诱导大脑功能、神经元成熟和突触形成的变化，与中枢神经系统的发育和功能高度相关。有研究在*Snord116*tm1.1Uta小鼠中能观察到神经元发育、大脑认知和行为系统缺陷的表型。由于*SNORD116*能在中枢神经系统及与摄食神经回路关联的脑区里高度表达，尤其是室旁核、腹内侧核和弓状核，因而有研究通过构建下丘脑组织或神经元条件性敲除*Snord116*表达的小鼠模型，观察与进食和体重改变相关的表型。例如，在成年小鼠下丘脑内侧基底部选择性沉默*Snord116*表达后，研究者观察到小鼠会发展为过度进食，部分可呈现明显的肥胖；在有促食欲作用的NPY神经元中选择性敲除*Snord116*表达后，小鼠表现类似全身敲除的小鼠，即出生后持续低体重、生长发育不

良、能量消耗增加和摄食过度，而未出现肥胖。通过注射腺相关病毒把 *Snord116* 基因产物重新引入 *Snord116*$^{-/-}$ 小鼠的下丘脑中部，在一定程度上增加模型小鼠的能量消耗并降低体重。另外，利用成年期开始缺乏 *Snord116* 的小鼠，发现 *Snord116* 还可以参与摄食神经环路的发育过程，因为先天生殖系 *Snord116* 敲除小鼠出现食欲亢进，而成年期 *Snord116* 敲除小鼠在摄食和身体组成方面则表现出与发育早期就有 *Snord116* 缺失的小鼠相反的表型，即进食减少、脂肪量增加，但同样不伴随体重的变化。

Snord116 全身敲除的小鼠还会表现快速动眼（rapid eye movement，REM）睡眠失调，并伴有体温调节异常，复现了 PWS 患者睡眠障碍的症状。*Snord116* 缺失的小鼠模型在睡眠时可出现异常的脑电波 θ 波，而这与大脑组织形态学异常相关，尤其是维持整个大脑 θ 波节律的关键结构的腹侧海马和隔膜区的灰质减少。SNORD116 还可以在下丘脑外侧部的两个主要的睡眠—觉醒神经调节系统（即食欲素和黑色素聚集激素系统）的功能和组织中发挥重要作用，*Snord116* 缺失的小鼠的下丘脑外侧部食欲素神经元显著减少，食欲素和黑色素聚集激素神经元的比例失衡，神经元放电活动与睡眠—觉醒状态之间的动态破坏，导致REM睡眠和温度控制的失调。此外，*Snord116* 缺失的小鼠模型的睡眠障碍还可能与日常的生物钟节律破坏有关。大脑中的 DNA 甲基化是对日常节律的表观遗传学的反应。有研究在 *Snord116* 全身敲除的小鼠的大脑皮层中发现昼夜节律性的 DNA 甲基化位点发生破坏（丢失或相移）。SNORD116 可能通过影响部分表观遗传因子的节律性甲基化和表达模式，参与调节日常的生物钟节律和睡眠。

另外，还有研究利用干细胞技术，对 SNORD116 微缺失的 PWS 患者的诱导性多能干细胞体外定向诱导分化为神经元后发现，编码激素原转化酶PC1 的 *PCSK1* 基因表达下调，导致多种促激素（促阿片–黑素细胞皮质素原、催产素前体、促生长激素释放激素、促性腺激素释放激素、胰岛素原等）加工受损，可能导致 PWS 的神经—内分泌系统表型。

2. *MKRN3*

MKRN3 与蛋白质泛素化有关，发挥着信号转导、细胞周期调控、细胞分化等作用。*MKRN3* 是第一个对 GnRH 分泌具有抑制作用的基因。*MKRN3* 在婴儿期和幼年期的下丘脑弓状核 kisspeptin 神经元中高度表达，很可能通过泛素化修饰调控 kisspeptin 和速激肽 3 的启动子活性，抑制 GnRH 的分泌。*MKRN3* 在青春期开始前表达减少，对 GnRH 分泌的抑制作用降低，调控青春期的发育。*MKRN3* 缺失的患者可表现为中枢性早熟的典型特征。然而，中枢性早熟在 PWS 患者中较为罕见。有文献曾报道过用促性腺激素释放激素类似物和重组人生长激素（recombinant human growth hormone，rhGH）联合治疗一例罕见的中枢性早熟 PWS 患者，表明促性腺激素释放激素类似物对这种特殊 PWS 患者的青春期发育状况有益。

典型的 PWS 患者以外生殖器发育不良和低促性腺激素、性腺功能减退为临床特征。而 *MKRN3* 的缺失却与典型的 PWS 患者的性腺发育不良、性功能减退表型相矛盾，这背后的确切机制尚不明确。推测可能因为下丘脑—垂体—性腺轴的调控是复杂的，除了

MKRN3–kisspeptin–GnRH轴，还可能存在其他调节信号的协调作用，综合控制能量平衡和生殖系统。

3. *MAGEL2*

*MAGEL2*是泛素连接酶调节因子MAGE家族的成员，是多亚基蛋白质复合物的一部分，能与E3泛素连接酶和泛素特异性蛋白酶7共同组成泛素连接酶复合物，通过泛素化和激活肌动蛋白成核促进因子促进蛋白质逆行运输，从而在肌动蛋白调控、内体分选、轴突生长等途径上发挥重要的作用。*MAGEL2*基因突变的患者和敲除小鼠的模型都复现了PWS患者的下丘脑功能障碍的表型。

有研究构建*Magel2*基因敲除的小鼠，发现新生小鼠的死亡率增加，且存活的小鼠存在出生后吸吮不良、生长迟缓、断奶后体重过度增加、昼夜节律失调、青春期延迟以及生育能力下降等表型。其中，*MAGEL2*缺失有可能导致泛素连接酶复合体功能失调，进而造成PWS患者在婴幼儿期的肌张力低下、吸吮无力。

此外，在*Magel2*缺失的小鼠中，促进摄食的AgRP神经元在室旁核的投射没有发生变化，而与抑制摄食相关的α–MSH的纤维显著减少，这与PWS患者自童年期出现的食欲亢进、摄食过多的表型相吻合。同时，*MAGEL2*缺失可能直接影响轴突生长和神经肽的产生及分泌，进而影响摄食神经环路的功能。

多项研究指出，PWS患者的催产素表达异常，对PWS患者死后的脑组织分析证实催产素神经元的数量减少。而*Magel2*缺失的小鼠模型也同样表现出催产素系统的缺陷，催产素神经元活动受到抑制。催产素调控了包括社会认知和喂养在内的多种行为和生理功能。一方面，催产素可以抑制食物的摄入，在摄食行为中作为饱腹神经元发挥着重要作用。另一方面，有研究发现，在野生型新生小鼠中注射催产素受体拮抗剂，可出现与*Magel2*敲除的小鼠一样的喂养不足、肌张力低下等表型，而在出生后即补充催产素可以挽救*Magel2*突变的小鼠的喂养困难。还有研究发现，*MAGEL2*缺失还会引起催产素神经元上的兴奋性/抑制性的突触比例失衡，损伤催产素系统的整体功能。

*MAGEL2*也是一个参与昼夜节律调节的基因，可以通过抑制节律调控蛋白CLOCK–BMAL1异二聚体的转录因子活性来调节生物钟，能参与调节PWS患者的睡眠、昼夜节律和食物的摄入。还有研究发现，*MAGEL2*缺失而导致的昼夜节律和代谢调控异常会伴随着小鼠的生殖功能低下而出现，在雌性小鼠中表现为发情周期不规则，在雄性小鼠中表现出睾丸激素水平降低。这些结果表明，*MAGEL2*缺失与PWS患者的昼夜节律失调和性腺发育不良等表型相关。

4. *NDN*

*NDN*基因编码一种在新分化的神经元中表达的核蛋白，能与调控细胞周期的转录因子E2F1和E2F4相互作用，调控神经元的增殖分化和存活。*NDN*还可与具有促凋亡活性的抑癌基因*p53*相互作用，发挥抑制细胞凋亡的功能。研究发现，*NDN*缺失的小鼠是唯一再现PWS呼吸表型（中枢性呼吸暂停）的动物模型，也与其他的下丘脑功能障碍表型相

关，例如昼夜节律失调、学习行为异常、生殖功能低下等。

有研究发现，在 E13 之后，*NDN* 可在神经系统的特定脑区，特别是下丘脑中呈现高表达，提示 *NDN* 可能具有特定的调节神经发育的作用。*NDN* 的缺失会干扰 5-羟色胺能神经前体细胞迁移，导致 5-羟色胺能神经环路改变和神经元自发放电增加，从而引起新生的小鼠暂停呼吸。还有研究指出，PWS 的新生小鼠在发育早期的死亡率增加，也是由前包钦格复合体产生的异常的呼吸节律导致的。此外，*NDN* 缺失的小鼠下丘脑中催产素和促黄体生长激素释放激素的产生量降低，而这与 PWS 患者在婴幼儿期的喂养困难和性腺发育不良的表型一致。

NDN 在背根神经节的神经生长因子（nerve growth factor，NGF）依赖性神经元中高度表达，能介导 NGF 依赖性感觉神经元的终末分化和存活，是 NGF 依赖性感觉神经元发育所必需的。*NDN* 还可以与对位肌球蛋白相关激酶 A 受体酪氨酸激酶和 p75 神经营养蛋白受体相互作用，促进 NGF-Trk A 信号传导。*NDN* 缺失的小鼠表现出 NGF 依赖性神经元的发育受损，从而出现与 PWS 患者一致的对热诱导疼痛的高耐受性。

此外，*NDN* 还在视交叉上核中高度表达，提示它很有可能在昼夜节律调节中发挥作用。其缺失可能导致 PWS 患者睡眠节律失调，出现快速眼动睡眠障碍。中枢和外周生物钟失衡还会导致日常节律紊乱，影响代谢和内分泌系统等。

4.4 多样化的临床表现与诊断

4.4.1 临床表现

PWS 的临床表型复杂多样，从胎儿期到成年期，症状的表现不同，呈现随年龄而异的时序化的临床症候群，涵盖了生命过程中的生长、发育、代谢等各方面。PWS 的临床表现以神经系统和内分泌系统表现最为突出。

4.4.1.1 肌张力低下与喂养困难

患儿在胎儿期可出现胎动减少，多发生早产或难产。PWS 患者在新生儿期的突出表现为肌张力低下。患儿的身体较为软弱，肌肉力量不足，导致喂养困难、吸吮无力、弱哭声等（见图 4.3）。喂养困难使得患儿难以摄取足够的营养，进而影响身体正常的生长发育。患儿吸吮无力，吃奶量少，或者容易吐奶等。这种喂养困难会持续一段时间，给家庭和医护人员带来很大的挑战。

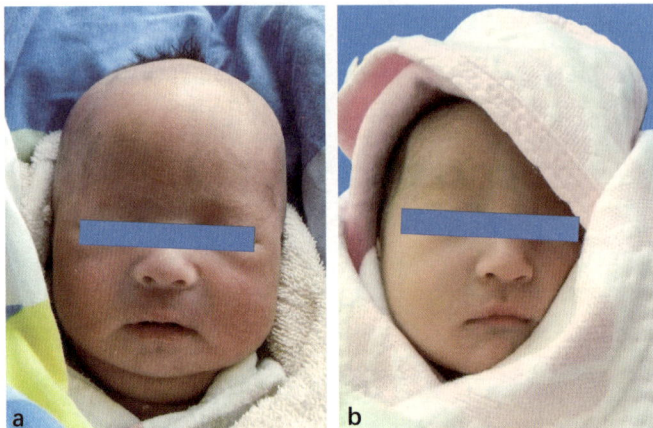

图 4.3　PWS患儿在新生儿时期的照片（图片由浙江大学医学院附属儿童医院提供）

中国PWS儿童已有临床特征的研究表明：中国PWS患儿在胎儿期活动减少，新生儿期均存在肌张力低下，在婴儿期喂养困难，但只有12.9%的患者身材矮小，54.8%具有典型面容，35.5%表现出自我皮肤损伤。由此可见，婴儿期营养不良是中国PWS患儿突出的表现。

4.4.1.2　生长和精神运动发育落后

由于肌张力低下和喂养困难，PWS 患儿在生长和精神运动发育方面明显落后于正常的儿童。在生长方面，身高、体重等指标可能低于同龄人。在精神运动发育方面，如抬头、翻身、坐立、行走等大运动发育以及手部精细动作的发展都可能显著落后，通常比同龄人晚 1 ～ 2 年。

4.4.1.3　过度摄食与肥胖

随着年龄的增长，PWS 患者在饮食上从喂养困难逐步发展为食欲亢进与过度进食。PWS患者会表现出对食物的强烈渴望和对食物的强迫性关注，难以控制自己的食欲，不断地寻找食物并大量进食。这种食欲是持续性的，并且通常与正常的饱腹感机制缺失有关。暴食行为通常开始于儿童时期（见图4.4），并可能持续终生。过度摄食如果未经合理干预，可导致极度病态的肥胖，并常引发一系列的肥胖并发症，如睡眠呼吸暂停、肺源性心脏病、糖尿病、动脉粥样硬化等。

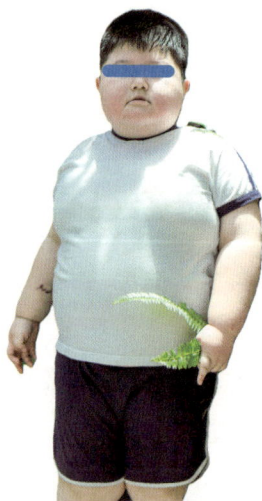

图 4.4　PWS患儿有早发性肥胖（图片由浙江大学医学院附属儿童医院提供）

4.4.1.4　智力和认知障碍

总体而言，PWS 患者的智力水平通常低于正常的人群。大部分患者存在轻度到中度的智力障碍，少数患者可能表现为重度智力障碍。大多数PWS患者在学龄期即表现出轻度智力障碍（平均智商在60～70分），大约40%有边缘智力障碍或低正常智力，约20%有中度智力障碍，这使得他们在思考、推理和解决问题上感到困难。

在语言能力方面，PWS患者的语言发展通常较为迟缓，出现构音欠清，并在语言表达和理解方面存在困难。同时，语言发展的迟缓可能会影响患者的社交能力和学习能力，使得他们在与他人交流和获取知识方面面临挑战，导致沟通障碍的发生。

在注意力和专注力方面，PWS患者往往难以集中注意力和保持专注。他们容易被周围的环境干扰，难以长时间专注于一项任务，可能导致学习效率低下，难以完成复杂的学习任务。注意力和专注力的问题也可能影响患者的日常生活，例如在进行日常活动时容易分心，导致出现错误或意外等。

PWS患者的记忆力可能不同程度地存在问题，短期记忆和长期记忆都可能受到影响。记忆力缺陷可能会影响患者的学习和生活，例如在学习新知识时需要花费更多的时间和精力，在日常的生活中可能会忘记重要的事情。

在空间认知方面，部分PWS患者可表现出空间感知困难，即空间定向障碍，出现难以准确判断物体的位置、大小、形状和距离等，在不熟悉的环境中容易迷失方向。

4.4.1.5　性腺发育不全

PWS患儿同时存在下丘脑功能低下所致的促性腺激素性性腺功能低下和原发性性腺缺陷，影响性腺的正常发育和功能，可能导致生殖功能障碍等问题。多数PWS患儿在出生时即表现性腺功能减退，但部分可能迟至青春期发育年龄才被发现。PWS男性患者在出生时可能伴随外生殖器发育不良，可以表现为阴囊发育不全（占69%）、小阴茎和（或）小睾丸（占76%）、隐睾（单侧或双侧）（近100%）等。隐睾可导致睾丸生长发育不良，影响精子生成和生育能力，长期隐睾还可能增加睾丸恶变的风险。此外，隐睾也可能对患者的心理产生影响，导致有自卑等情绪问题。对于PWS女性患者，出生时可能没有阴唇和（或）阴蒂，或者小阴唇和（或）阴蒂严重发育不全。若不进行治疗，则表现为延迟的或不完全的性腺发育，男性可能出现小生殖腺，面部和全身体毛少，不变声；女性患者进入青春期后，常出现卵巢发育不全、雌激素分泌不足，56%可发生原发性闭经，44%有自发性月经初潮（大多在15岁后才出现）。另外，阴毛早现及性早熟发生分别约占PWS患者的14%和3.6%。

4.4.1.6　生长激素缺乏

在PWS患者中，生长激素缺乏是一个常见的问题，40%以上的患者受此影响。这种生长激素缺乏通常与下丘脑功能障碍有关，导致生长激素分泌减少、对刺激的反应降低、自发生长激素分泌减少以及血清中IGF-1水平降低。由于生长激素缺乏，PWS患者在婴幼儿期的运动发育迟缓，如到12个月时才能坐稳，24个月时才能行走；PWS患者在儿童期就开始出现生长速度减缓，导致身材矮小。生长激素缺乏还可能导致糖脂代谢异常，增加患者发展为胰岛素抵抗和糖尿病的风险。另外，虽然生长激素缺乏对认知和行为的直接影响尚不完全清楚，但生长激素治疗已被证明可以改善PWS患者的认知功能降低和行为问题。

4.4.1.7 精神与行为问题

PWS患者在儿童时期的脾气暴躁、固执和强迫行为很常见。PWS患者可能会有突如其来的情绪爆发，表现为极度愤怒或不安。这些情绪爆发可能与挫败感、目标受阻或日常变化有关，并且可能对患者的社交和生活质量产生重要的影响。PWS患者在青少年时期可开始显示攻击性行为，如当被告知不能吃时，会有抗拒行为，有时甚至会进行身体威胁。PWS患者的焦虑症状很常见，可能与食物规划、食物安全或个人特别感兴趣的人或物有关。PWS患者的焦虑症状可能与广泛性焦虑障碍重叠，但也有其特征。PWS患者表现出重复性和仪式性的行为，包括固执的行为、刻板的行为、偷盗、说谎、收集或储存物品等。这些行为可能与强迫症相似，部分行为类似于自闭症，但PWS患者通常不会有显著的痛苦或困扰。此外，PWS患者还可能显示出显著的皮肤搔抓行为（见图4.5）。PWS患者还可能表现出思维和行为的僵化，包括对特定的日常规律、概念或思维方式的强烈僵化和对"相同性"的需求，并对变化表现出强烈的抵抗。PWS患者在社交互动方面存在显著的困难，包括与他人建立关系、识别他人的情绪、同理心以及准确解读社交线索。

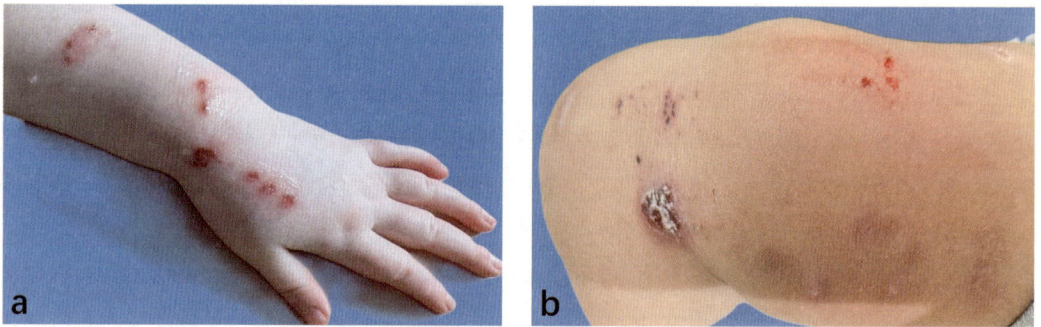

图4.5　PWS患儿在幼年期的皮损照片（图片由浙江大学医学院附属儿童医院提供）

另外，PWS患者在青少年时期可能会出现非典型精神病症状和孤独症样症状，尤其是那些由母源单亲二倍体导致的PWS患者。这些症状可能包括幻觉、妄想以及思维和行为的混乱，并且通常发病急骤。

值得注意的是，PWS患者的精神症状之间可能存在显著的重叠，例如焦虑、强迫行为、僵化和情绪爆发可能会同时出现。这些症状的共存可能与潜在的心理或生理现象有关，如任务转换困难或情绪调节问题。此外，在PWS患者中的精神病性症状与一般人群中的精神分裂症和双相情感障碍有所不同，其临床表现、病程和现象学具有独特性。PWS患者的这些精神行为问题给本人、家庭和社会带来很大的困扰。因而，对于PWS患者的精神症状的治疗和管理，需要多学科团队的合作，并需要考虑到个体差异和遗传亚型。

4.4.1.8 口腔健康问题

生物膜是由细菌及其分泌的胞外聚合物组成的黏附于牙齿表面的结构。在 PWS 患者中，生物膜堆积较为常见。这可能是由多种原因造成的。①口腔卫生习惯不良：PWS 患者可能由于行为问题、身体活动受限或认知障碍等，难以保持良好的口腔卫生习惯。例如，他们可能无法正确刷牙、使用牙线或进行口腔清洁，导致食物残渣在口腔中残留，为细菌滋生提供了条件。②唾液成分改变：PWS 患者的唾液可能出现异常，如唾液分泌减少或唾液成分改变。唾液在口腔中具有清洁、润滑和抗菌的作用，唾液的异常可能影响口腔的自洁能力，使得细菌更容易在牙齿表面定植，从而导致生物膜堆积。③饮食因素：PWS 患者通常存在贪食的特点，且饮食结构可能不合理，摄入过多的高糖、高黏性食物。这些食物容易在牙齿表面残留，为细菌提供丰富的营养物质，促进生物膜的形成。

牙釉质发育不全是PWS患者常见的口腔问题之一。其发生因素可能与以下因素有关。①遗传因素：可能导致PWS患者的牙釉质在形成过程中存在缺陷，使牙釉质的质地脆弱、易受损。②营养缺乏：PWS患者可能由于喂养困难、食欲亢进或饮食不均衡等，出现营养缺乏的情况。例如，钙、磷、维生素D等营养素对于牙釉质的形成至关重要，缺乏这些营养素可能导致牙釉质发育不全。③内分泌代谢异常：PWS患者常伴有内分泌系统的异常，如生长激素缺乏、甲状腺功能减退等。这些内分泌异常可能影响牙齿的发育和矿化，增加牙釉质发育不全的风险。

DMFT（decayed，missing，filled teeth）指数，即龋失补指数是衡量口腔健康状况的一个重要指标，包括龋齿数、因龋齿而缺失的牙齿数和补牙数。PWS患者的DMFT指数通常较高，主要原因如下。①龋齿风险增加：如前所述，生物膜堆积、饮食因素和唾液异常等都使得PWS患者更容易发生龋齿。龋齿如果不及时得到治疗，可能导致牙齿疼痛、感染，甚至牙齿缺失。②口腔卫生维护困难：由于PWS患者的特殊情况，他们可能难以进行有效的口腔卫生维护，如刷牙、使用牙线等。这使得龋齿等口腔问题更容易发展，进而增加了DMFT指数。③治疗依从性差：PWS患者可能由于行为问题、认知障碍或对治疗的恐惧等，治疗依从性较差。例如，他们可能不愿意配合口腔检查和治疗，导致口腔问题得不到及时处理，进一步加剧问题。

4.4.1.9 糖代谢异常

PWS患者常出现糖代谢异常，主要表现为糖尿病和高胰岛素血症等情况。

PWS患者的糖尿病发生的表现包括：①多饮、多尿、多食。②体重下降：尽管PWS患者通常存在肥胖的问题，但在糖尿病病情严重时，由于机体无法有效利用葡萄糖，会消耗脂肪和蛋白质，导致体重下降。③视力模糊：长期的高血糖可能损害PWS患者的视网膜血管，导致视力模糊，甚至失明。④皮肤瘙痒：高血糖刺激皮肤神经末梢，可引起皮肤瘙痒。⑤伤口愈合缓慢：PWS糖尿病患者的伤口愈合能力下降，容易出现感染和溃疡等。

在 PWS 患者中，胰岛素抵抗使得机体需要分泌更多的胰岛素来维持血糖的正常水平，从而导致高胰岛素血症。PWS患者可能出现低血糖的症状，例如头晕、乏力、心慌、出汗等低血糖症状。另外，高胰岛素血症可促进脂肪合成和储存，进一步加重PWS患者的肥胖问题。

糖代谢异常给 PWS 患者带来了严重的健康问题，包括心血管疾病风险的增加、肾脏损害、神经系统并发症等，会影响患者的日常生活和活动能力，降低PWS患者的生活质量。

4.4.1.10　睡眠障碍

PWS患者可能会出现睡眠障碍，且表现多样，主要的表现包括以下几个方面。①中枢性睡眠呼吸暂停：PWS患者，尤其是在婴儿期，可能会出现中枢性睡眠呼吸暂停，这可能与下丘脑功能障碍有关。这种障碍可能导致夜间通气不足，甚至在没有中枢性或阻塞性睡眠呼吸暂停的情况下也可能发生。②阻塞性睡眠呼吸暂停：随着PWS患者年龄的增长，腺样体和扁桃体肥大可能导致气道阻塞，从而阻塞性睡眠呼吸暂停的发生频率增加。③嗜睡和发作性睡病：PWS患者可能会出现白天过度嗜睡和发作性睡病样表型。这些症状可能会影响患者的行为和认知功能，并且对生活质量产生负面影响。④睡眠结构改变：PWS患者的睡眠结构可能发生改变，包括快速眼动睡眠减少、睡眠周期紊乱、日间嗜睡过度等。

4.4.1.11　其他的临床表现

PWS患者还可能出现体温调节紊乱、痛阈高、消化系统功能紊乱等临床表现。这些症状可能与下丘脑功能异常有关，进一步影响患者的身体健康和生活质量。另外，视力问题，如斜视、远视和弱视的患病率在PWS患者中比普通人群高。PWS患者还可能会表现其他的特征，包括轻微面部异常（如前额狭窄、杏仁眼和三角形嘴巴）、自主神经障碍、脊柱侧弯（见图4.6）、色素减退等症状。

另外，大量的临床横断面研究发现，不同的分子遗传学缺陷类型的PWS个体在临床表现上基本一致，但可主要在智力、心理、行为和认知等方面呈现差异性。父源染色体15q11.2 ～ q13 区域缺失型是PWS最常见的类型，占65% ～ 75%的病例。典型的父源 15q11 ～ q13 区域缺失，特别是大片段Ⅰ型缺失、较小片段Ⅱ型缺失及matUPD患者能表现更严重的自伤、强迫等神经行为问题。matUPD类型占PWS患者的病例的 20% ～ 30%。这类患者除了核心的PWS表型外，还有更高的精神病（如脾气暴躁、自闭症

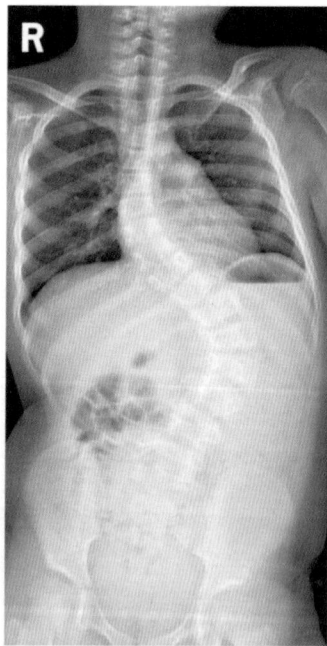

图 4.6　PWS患儿的脊柱侧弯（图片由浙江大学医学院附属儿童医院提供）

特征、幻觉和妄想等）的发病率和严重程度，包括更高的被诊断为精神分裂情感性疾病和双相障碍的患者比例。印迹缺陷型是一种较为罕见的 PWS 类型，占不到 5% 的病例。这类患者同样表现出精神病症状，这可能与母系表达的基因，特别是 *UBE3A* 的过度表达有关。

综上所述，PWS 的临床表现复杂多样，涉及多个系统和器官。了解这些临床表现对于早期诊断、合理治疗和提高患者的生活质量至关重要。

4.4.2　Prader-Willi 综合征的肥胖特征

PWS 是最常见的危及生命的综合征性肥胖病。在未经 GH 治疗的 PWS 个体中，体脂量可占其身体组成的 40%～50%，这是正常人群的 2～3 倍。而 PWS 患者的总能量消耗、静息能量消耗、睡眠和活动时的能量消耗均低于对照群体。不少的研究利用 DEXA 方法检测到 PWS 患者的特殊的身体组分：与 BMI 匹配的原发性肥胖患者相比，PWS 患者的身体组分中总脂肪量明显增加，四肢脂肪的比例高而躯干脂肪的比例低，并伴有肌肉量减少。

PWS 作为极度病态肥胖的特殊模型，患者肥胖的发生发展可随年龄分阶段呈现进行性转变的过程：Ⅰ阶段为新生儿早期和婴儿期（0～2 岁），Ⅰa 亚阶段（0～9 个月）表现为喂养不良，易出现生长迟缓或停滞，然后Ⅰb 亚阶段（9 个月～2 岁）的体重以正常的速率稳定增加，患儿未发生肥胖，体重可正常或偏低；Ⅱ阶段（2～6 岁）表现为体重开始过度增加，又根据食欲是否变化被分为Ⅱa（2～4 岁）和Ⅱb（4～6 岁）两个亚阶段，其中，Ⅱa 阶段 PWS 患儿的食欲和正常的儿童无明显的差异，体重开始增长，随后Ⅱb 阶段出现食欲亢进、体重异常增长并出现早发性病态肥胖；Ⅲ、Ⅳ阶段则持续到青春期和成年期，特点是典型的进食过度、缺乏正常的饱腹感和病态肥胖，患者通常需要一对一监督管理，以防由暴饮暴食致使胃穿孔、胃坏死，甚至严重的有窒息死亡。

4.4.3　Prader-Willi 综合征的诊断标准

4.4.3.1　临床评分诊断

Holm 等于 1993 年首次提出了基于临床症状为特征的 PWS 临床评分诊断系统。该系统按不同的年龄阶段，将每项临床表型按分数细化后汇总，实现了对 PWS 的临床标准化诊断。随着人们对该病认识的加深和分子遗传学检测技术的飞速发展，如今该临床诊断系统的作用多趋于识别出可疑的病例，以便进一步行分子遗传学检测确诊。目前，国际上通用的 PWS 临床评分标准主要根据 Holm 等的 1993 年标准、2012 年 Cassidy 等修正后的标准进行：包括 6 条主要标准、11 条次要标准和 7 条支持证据（表 4.1）。尽管中国 PWS 儿童患者的临床特征与国外不尽相同，但考虑到中国此领域的相关研究尚少，现阶段 PWS 临床评分标准仍推荐以国际标准为宜。

表 4.1　Prader-Willi 综合征的临床评分诊断

标准	内容
主要标准 （1 分/项）	新生儿和婴儿的肌张力低下、吸吮力差
	婴儿期喂养，需使用鼻饲等特殊方式，存活困难
	1～6 岁的体重快速增加，肥胖，贪食
	特征性面容：婴儿期双顶径宽、窄脸、杏仁眼、小嘴、薄上唇、嘴角向下（至少满足 3 点）
	性腺发育不全，外生殖器小，青春期发育延迟，或发育不良，青春期性征发育延迟
	发育迟缓、智力障碍
次要标准 （0.5 分/项）	胎动减少，婴儿期的哭声弱、嗜睡、少动
	特征性行为问题：易怒、情感爆发和强迫性行为等
	睡眠紊乱或睡眠呼吸暂停
	15 岁时仍矮小（无家族遗传）
	低色素沉着（与家族成员相比）：皮肤白皙，毛发颜色浅
	与同身高的人相比，小手长度小于正常值的第 25 个百分位数，小脚长度小于正常值的第 10 个百分位数
	手窄、双尺骨边缘缺乏弧度
	眼异常（内斜视、近视）
	唾液黏稠，口角结痂
	发音障碍，语言清晰度异常
	自我皮肤损伤（扣、抓、挠等）
支持性症状 （不计分）	痛阈高
	呕吐减少
	脊柱侧弯和（或）后凸
	肾上腺皮质功能出现过早
	骨质疏松
	对益智拼图玩具有特殊的才能
	神经肌肉检查无异常

　　评分诊断标准：年龄＜3 岁，总评分 5 分以上，主要诊断标准达 4 分即可诊断；年龄≥3 岁，总评分 8 分以上，主要诊断标准达 5 分即可诊断。

　　值得注意的是，对于存在显著肌张力低下、喂养困难伴性腺发育不良的新生儿及婴儿，需早期警惕 PWS 的可能；对于过度进食、缺乏饱腹感伴体重快速增加的年长儿，也需要考虑 PWS 的诊断。有报道指出，所有最终经分子遗传学检测确诊的 PWS 患儿在新生儿时期均存在严重的肌张力降低。因此，这一新生儿期的特殊病史对于年长 PWS 患儿的评估有着重要的意义，临床医师应注意仔细询问。

4.4.3.2　分子遗传诊断

　　PWS 临床评分诊断标准受年龄、病程、种族等多因素的影响，易致漏诊或延误诊断，因而该病的确诊需依据分子遗传诊断。随着基因领域研究的深入和分子遗传学的快速发展，PWS的实验诊断技术也发生了巨大的变化。具体的诊断方法如下。

（1）高分辨率染色体分析：可检测染色体区域 15q11 ~ q13 的片段缺失，大约可诊断 70% 的 PWS 患者。这种方法适用于染色体大片段的缺失或染色体结构明显异常的情况（如染色体易位），为 PWS 的诊断提供线索。

然而，高分辨率染色体分析也存在一定的局限性。首先，它无法检出matUPD或印迹基因突变，以及较小的微缺失。在实际的临床应用中，这可能导致一部分 PWS 患者被漏诊。据统计，高分辨率染色体分析仅能检测出约 60% 的染色体中间缺失，对于一些更为复杂的遗传变异类型，其检测能力有限。

（2）荧光原位杂交（fluorescent in situ hybridization，FISH）：属于细胞遗传学检测方法，用于检测特定基因或染色体区域的异常。该技术利用标记的荧光探针检测染色体 15q11.2 ~ q13 区域的缺失和重复，是较为成熟和应用比较广泛的检测手段，可检出部分的缺失型PWS与染色体易位。这种方法具有一定的检测优势。该法可将缺失型PWS检出率提升至 70% ~ 75%；另外，当患者的病情紧急或者样本获取困难时，FISH 可以快速地对单个样本进行检测，为疾病的诊断提供重要的依据。

然而，FISH 方法也同样无法检出matUPD或印迹基因突变。此外，仅使用 FISH 方法可能导致误诊的发生：Angelman 综合征发生与母源性染色体 15q11 ~ q13（与PWS同染色体区段）上UBE3A基因缺失或复制障碍相关，也可能表现新生儿张力减退、智力低下、言语障碍、运动障碍等，而FISH能检测出 15q11 ~ q13 染色体片段的缺失，却无法准确区分 PWS 和 Angelman 综合征。据统计，FISH 方法大约可检测出 75% 的 PWS 患者染色体区域 15q11 ~ q13 的缺失，但对于其他类型的遗传变异，其检测能力有限。

（3）DNA甲基化分析：是目前应用最为广泛的PWS分子生物学诊断的手段。该方法直到 20 世纪 90 年代中后期才逐渐为大家所认识、接受并应用。DNA甲基化分析技术主要包括甲基化特异性聚合酶链反应（methylation–sensitive polymerase chain reaction，MS–PCR）和甲基化特异性多重连接探针扩增（methylation–specific multiplex ligation–dependent probe amplification，MS–MLPA）技术，两者均可覆盖 99% 以上的PWS。

MS–PCR的应用早而广泛，但无配套的试剂，操作较为烦琐，且无法区分PWS的各种遗传缺陷类型；但其价格低廉，该实验条件较成熟的单位可将其作为筛查手段。MS–MLPA可以通过设计好的多组特异性探针同时检测染色体多个位点的基因缺失、重复突变，能分辨父源缺失型与非缺失型，同时可区分父源缺失 I 型、II 型。另外，MS–MLPA也可检测出 Alström综合征。然而，MS–MLPA技术无法区分UPD和印迹中心甲基化异常，因而还需结合STR分析以明确诊断并分型；另外，MS–MLPA的检测费用相对较贵，但有标准化的配套试剂。

（4）其他的分子诊断技术：微阵列基因分析能在全基因组水平进行扫描，可检测染色体不平衡的拷贝数缺失与重复，但该法仅能检测出 PWS 致病区域的缺失（75% ~ 80%）。全外显子测序可用于父源缺失、突变检测等，但无法检测平衡易位；单核苷酸多态性微阵列芯片分析的优势在于除了检测染色体拷贝数变异以外，还可以检测出较长的连续性纯合区域，因此对于UPD诊断具有重要的意义；微卫星标记、Southern 印迹杂交、Affymetrix Cytoscan 芯片等方法也各有其特点，但在 PWS 诊断中的应用相对较少。

结合中国的实际情况，中华医学会儿科学分会内分泌遗传代谢学组在 2015 年发表的《中国 Prader-Willi 综合征诊治专家共识》中制定了详尽的 PWS 分子诊断策略，可供广大的儿科内分泌医师在具体的临床实践工作中参考。综合国际已有的经验和目前的国情，建议根据所在实验室已有的条件和经验选择相应的分子诊断方法。总之，PWS 的鉴别诊断需要综合考虑临床表现、实验室检查和分子遗传学诊断等多方面的因素（见图 4.7）。

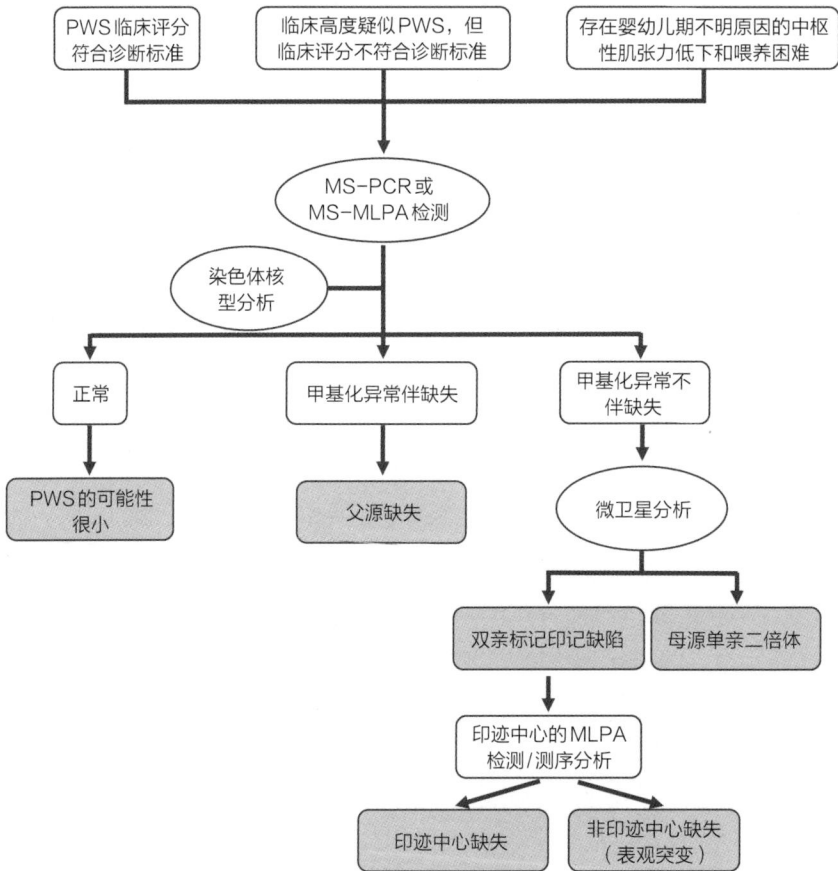

图 4.7　PWS 的诊断思路

随着科技的不断进步，新的诊断技术有望不断涌现。例如，人工智能和机器学习技术可以通过分析大量的临床数据和基因信息，建立更加准确的诊断模型。通过对 PWS 患者的临床表现、实验室检查结果和基因数据进行深度学习，人工智能系统可以快速准确地识别出 PWS，并与其他类似的疾病进行区分。同时，生物传感器技术的发展也可能为 PWS 的诊断提供新的手段。例如，开发针对 PWS 相关生物标志物的便携式传感器，可以实现快速、无创的检测，提高诊断的便利性和及时性。

4.4.4 Prader-Willi综合征的鉴别诊断

不同年龄段的PWS的表现不一，需要按照就诊的相应年龄进行鉴别诊断；同时，其鉴别诊断需要综合考虑临床症状、遗传学检测以排除其他具有相似特征的疾病。

1.婴儿期的肌张力低下需要与以下的疾病进行鉴别

（1）新生儿败血症、中枢神经系统继发性异常，如缺氧缺血性脑病。

（2）各类神经肌肉疾病，如先天性强直性肌营养不良 1 型、脊肌萎缩症、先天性肌营养不良、糖原累积症 2 型等。

（3）其他的遗传综合征有Angleman综合征、脆性X染色体综合征等。

2.儿童期出现肥胖和智力异常的鉴别诊断

（1）心理性疾病等所致的继发性肥胖。

（2）伴有类似的临床症状组分的遗传综合征有Rett综合征、Albright遗传性骨病、Cohen综合征、Bardet–Biedl综合征、Alström综合征、Urban–Roger综合征、Camera综合征、Vasquez综合征等。

（3）染色体缺失或重复类疾病有 1p36、2q37.3、6q16.2、10q26、3p25.3 ～ 26.2、Xq27.2–等。

值得注意的是，对于经MS–MLPA等甲基化分析未发现阳性结果的患儿，需结合染色体G显带核型分析及arrayCGH等分析结果，明确是否存在由其他原因造成的PWS样表型。

综上，PWS的诊断需要综合考虑临床表现、实验室检查和分子遗传学诊断等多方面的因素。但由于PWS的临床表现广泛、累及全身的多器官、多系统，可能与其他的遗传代谢和发育相关疾病的临床症状部分重叠，易出现漏诊、误诊。因此，关注基因型—表观基因型—表型的联系，注意鉴别诊断，实现疾病的早期诊断对于PWS患者尤为重要。

4.5 治疗策略与长期管理方案

PWS的诊断在新生儿时期经有经验的新生儿科医师识别和分子遗传学检测后可尽早被明确，这为PWS患儿的早期干预和治疗提供了非常宝贵的时间窗。目前，PWS尚无法被根治，临床治疗较依赖多学科的参与以及相互协调合作的综合管理模式，包括新生儿、内分泌遗传代谢、康复理疗、心理、营养、眼科、骨科、外科、儿童保健、精神心理及口腔科等。有效的综合治疗管理能有助于实现缩短PWS患者的住院时间，尽早脱离鼻饲喂养，尽早发现内分泌紊乱，尽早避免生长发育迟缓和肥胖的发生，改善认知和促进心理行为健康发展等治疗预期。

PWS治疗管理还需根据不同年龄段患儿的表型特征，针对不同的内分泌代谢紊乱及相关问题进行有效干预，以对症治疗和辅助性治疗为主，例如进行行为管理、饮食干预、

GH以及性激素替代治疗等。遗憾的是，现有的PWS治疗方案的疗效多不佳，患者需终身被照料和监管。

当然，PWS患儿理想的长期治疗管理也离不开家庭、学校和社会的共同参与。家长的精细护理和正确引导，学校对于患儿的认知和适应能力的培养，以及社会对PWS患儿的关注和理解乃至支持体系的建设都是保证患儿远期预后的重要环节，也能帮助患者家庭减轻疾病负担。

4.5.1 Prader-Willi综合征的饮食行为与营养管理

保持足够且合适的营养供给是各个年龄段PWS患儿的核心的护理内容。研究数据表明，早期的饮食治疗和长期的营养监测可以明显改善PWS患者的预后。

由于婴幼儿期PWS患儿的肌张力低下、吸吮力弱且缺乏自主觅食的行为，婴儿时期的喂养主要依靠鼻饲或小勺喂养，以维持一定的体重增长，时间可长达数月；对于该时期的PWS患儿，应尽力保证足够的热量摄入，可给予鼻饲管或特殊的奶嘴喂养。不过，PWS患儿的喂养困难只是暂时性的，从2～4岁开始，PWS患儿会逐渐演变为过度摄食、频繁觅食乃至病态肥胖。因此，对于PWS年长儿，需严格管理食物，患儿饮食中的热量需要受到严格的限制，一般仅达到相同体重的正常的健康儿童维持正常的生长发育所需热量的60%即可。在这一阶段，控制这些儿童获取食物的渠道至关重要，家中应尽量少放食物，将食物储存处上锁以避免勾起患儿进食的欲望，引导患儿多食用热量较低的食物。此外，还需制订三餐计划，养成规律合理的进食作息时间，在下一餐时间未到之前，不允许给孩子计划外的食物。同时，还应积极鼓励患儿每周参加3～5次持续时间在30min以上的运动项目。

除了以上的饮食行为管理，至今尚无一种药物可以有效帮助PWS患者控制过度的食欲、纠正饮食行为。在一些小规模的短期临床试验中，给予PWS患者鼻喷催产素后，观察到患者的食欲有一定程度的下降、社交技能得到提高、破坏性行为减少。然而，目前关于催产素治疗PWS患者食欲控制的长期研究相对较少，且相关药物的耐受性和不良反应不明。还曾有研究应用奥曲肽（生长抑素类似物），试图抑制GHRH和其他的胃肠激素的分泌，从而使患者产生饱腹感、减少食物的摄入量，但实际上它在改变PWS患者的饮食行为方面的效果有限。另外，也有一些短期及长期的临床研究发现，胰高血糖素样肽–1（glucagon–like peptide 1，GLP–1）受体激动剂具有治疗PWS的潜力，特别是在食欲控制、体重管理和改善代谢调节方面。但目前的临床研究还存在一定的局限性，GLP–1受体激动剂使用时的药物剂量、给药方式以及长期治疗的安全性和有效性等方面还需要更多的研究数据支持。

此外，还有研究者尝试利用外科手术手段控制PWS患者过度进食的问题。胃减容手术主要通过改变胃的解剖结构和生理功能来限制食物的摄入和吸收，从而达到减轻体重的目的。然而，胃减容手术能否用于PWS尚存争议。国际上有研究报道，虽然胃减容手术可以限制PWS患者摄入食物，但部分患者可能会表现饮食行为的异常，如暴饮暴食、吃高热量的软质食物等。这是因为PWS患者本身存在食欲控制障碍，手术只是改变了胃的结构，并不能改变患儿的饱腹感，也不能改善过度摄食的行为。这种不良的饮食行为可能会影响手术效果，而且手术并发症的发生率较高，最终导致患者的体重反弹或出现其他的健康问题，远期预后改善的情况尚不明确。因此，国内目前暂不推荐该手术用于常规的治疗，手术治疗策略仅限于个别临床综合技术能力强的中心，且在常规的保守干预疗法失效的情况下，为挽救患儿极重度肥胖可能产生的致死性危险，谨慎开展探索性的手术治疗。

4.5.2 性腺发育不良及青春期发育问题的处理

PWS患者的性腺发育不良多在生后被早期识别出来。

4.5.2.1 隐睾和外生殖器发育不良的处理和人绒毛膜促性腺激素的应用

男性PWS性腺功能减退患儿在生后早期（＜6个月）经人绒毛膜促性腺激素（hCG）或睾酮治疗，可以改善阴茎的大小，促进阴囊发育，并有可能辅助睾丸下降到阴囊。由于PWS患者的手术风险高于普通的儿童，为避免手术本身以及全身麻醉和呼吸并发症的风险，对于远端型隐睾，推荐可先试用hCG治疗。注意，如果采用hCG治疗，总量不宜超过15000IU。对于12月龄内的患儿，hCG的每次用量为250IU；对于1岁以上的患儿，hCG的每次用量为500IU。每周肌肉注射2次，共6周，疗效不佳时仍应尽快考虑手术治疗。合适的手术时机为患儿2岁以内，近端型隐睾以尽早手术治疗为宜。

4.5.2.2 青春期性激素替代治疗

PWS患儿进入青春期后常需要性激素治疗以诱导、促进或维持青春期的发育。性激素替代治疗具有改善PWS患者性生理正常化的作用。在PWS男性患者中，适量的雄激素替代可以促进阴茎和睾丸的生长，促进阴毛和腋毛的生长，使声音变粗等；在女性患者中，雌激素和孕激素替代治疗能够促使乳房发育，促进阴毛和腋毛生长，以及建立规律的月经周期。此外，性激素替代治疗还可以在一定的程度上对骨骼的正常发育、肌肉质量的增加有积极的意义。在心理健康方面，正常的第二性征发育和性功能对于PWS患者的自我认知、情绪稳定和心理健康至关重要。性激素替代治疗可以减轻因性腺功能减退而引起的自卑、焦虑等心理问题，提高PWS患者的生活质量。

然而，性激素替代治疗并非没有风险，该治疗方案目前尚存在较大的争议。对于PWS男性患儿，雄激素替代可能产生行为问题；长期使用睾酮可能会增加前列腺增生和前列腺癌的发生风险；睾酮还可能会影响血液系统，增加血液的黏稠度，造成血栓形成的风险。对于PWS女性患儿，雌激素替代治疗可能产生月经相关的卫生问题；长期使用雌激素和孕激素替代治疗可能会增加妇科恶性疾病的罹患风险，如子宫内膜癌、乳腺癌等。另外，性激素替代疗法还常伴随相关副作用的产生，包括治疗相关的胃肠道反应（恶心、呕吐等）、水肿、体重增加和潜在的低血糖风险等。因此，建议PWS患儿的性激素替代治疗需要与患者监护人充分讨论利弊，确定监护人的意见后方可实施。

约有 15% ～ 30% 的 PWS 患儿可发生肾上腺皮质功能早现，约 4% 的患儿可能出现真性性早熟。但由于此类患者的性发育往往为非持续性（可自发停滞），故一般不建议采用 GnRHa 治疗。

4.5.3 生长激素治疗

生长激素缺乏症是 PWS 临床表型的核心组成之一，40% 以上的 PWS 患儿因 GH 缺乏而导致身材矮小。PWS 患儿早期应用 rhGH 有可能改善患儿的肌张力低下、喂养困难和精神运动发育；对年长儿，rhGH 治疗不仅能改善因生长激素缺乏所致的身材矮小，还可以起到调节体脂含量、增加瘦体重（lean body mass）、重塑体型、增加呼吸驱动力以及促进认知和运动发育等作用。目前，rhGH 治疗在 PWS 中的应用已经得到了广泛的接受和推广。

4.5.3.1 PWS 开始应用 rhGH 治疗的年龄

2000 年，美国食品药品监督管理局批准 rhGH 用于治疗 PWS 儿童的矮小，而欧洲批准 rhGH 治疗 PWS 主要是用于改善瘦体重，而不论是否合并矮小。为此，按照美国的标准，PWS 患儿需要达到矮小的标准方可治疗，故初治年龄会偏大，而按照欧洲的标准，则需要早期治疗。尽管对于开始 rhGH 治疗的年龄，国际上尚未达成共识，但专家普遍都认同初治时间应该为婴幼儿早期、肥胖发生前（通常为 2 岁前）。建议在不存在明显 GH 使用禁忌证的情况下，宜早于 2 岁开始 rhGH 治疗，以有助于肌肉组织的发育、改善肌力，改善摄食能力并尽早纠正代谢紊乱的情况。

4.5.3.2 rhGH 治疗的推荐剂量

rhGH 治疗的剂量应根据患者的具体情况进行调整。考虑到 PWS 患儿在儿童期即可能显现超重、肥胖的特征，因此推荐采用体表面积计算 rhGH 的用量。rhGH 的起始剂量为 $0.5mg/(m^2 \cdot d)$，并根据 IGF-1 水平（在同年龄、同性别参考值的 +1 ～ +2 标准差的范围内）调节剂量，建议每 3 ～ 6 个月调整 1 次，之后逐渐增加至 $1.0mg/(m^2 \cdot d)$，每日的总剂量不超过 2.7mg。

rhGH 治疗可一直持续至成年期，即使骨骺完全融合，仍有改善体脂成分、脂代谢和认知功能的作用。rhGH 的起始剂量通常基于年龄、水肿的存在、之前对 rhGH 的暴露和敏感性以及是否同时使用口服雌激素等因素，一般在 0.1 ～ 0.2mg/d，并使 IGF-1 水平维持在成年期同性别参考值的 0 ～ +2 标准差范围内的水平，以降低不良事件发生的概率。

4.5.3.3 rhGH 治疗的副作用和停药指征

rhGH 治疗可能影响糖代谢，部分患者可能出现血糖升高、胰岛素抵抗加重等情况。如果在治疗过程中，患者的血糖控制困难，即使在采取饮食调整、增加运动量或使用降糖药物等干预措施后，仍然无法将血糖维持在正常的范围内，这可能是由于 rhGH 对糖代谢的不良影响超过了其对生长和身体成分的积极作用。此时，应考虑停药，并对糖代谢问题进行进一步的评估和治疗。

除了糖代谢问题外，rhGH 还可能引起其他的不良反应，如头痛、关节痛、水肿、甲状腺功能减退等。当这些不良反应严重影响患者的生活质量，且通过调整药物剂量等方法无法得到缓解时，例如，如果患者出现严重的关节痛，导致日常的活动受限，或者出现持续的头痛、视力障碍等神经系统的症状，应及时停药并进行相应的检查和治疗。

PWS 患者在治疗过程中可能出现新的内分泌问题，如肾上腺皮质功能减退、性腺功能异常加重等。当这些新的内分泌紊乱对患者的生长、代谢或整体的健康产生显著的影响，且与 rhGH 治疗可能存在相互作用或冲突时，需要重新评估治疗方案，可能需要停止rhGH 治疗，先处理新出现的内分泌问题。

rhGH 治疗还可能导致一些严重的并发症，如严重的感染、心血管疾病、呼吸系统疾病或神经系统疾病等，这些疾病可能影响患者的生存质量或预期寿命，此时需要优先考虑对并发症的治疗。在这种情况下，根据患者的整体病情和身体状况，可能需要暂停或停止rhGH 治疗。

另外，如果患者对 rhGH 的耐受性较差，长期治疗的过程中频繁出现不良反应，即使这些不良反应不严重，也可能导致患者的依从性降低。例如，患者可能因为频繁的注射部位疼痛、轻微的头痛或胃肠道不适等问题，而不愿意继续接受治疗。在这种情况下，需要综合考虑患者的意愿、治疗效果和不良反应，决定是否停药或调整治疗方案。对于 rhGH 长期疗效不佳的患者，例如身高增长不明显，身体成分也没有得到有效改善，这种情况也提示可能需要停止治疗。相关的原因可能是患者个体对 rhGH 不敏感，或者存在其他未被发现的影响治疗效果的因素，继续治疗可能无法达到预期的目标。

综上，用 rhGH 治疗 PWS 的停药指征的判断需要综合考虑上述多个方面的因素，不能仅依据某一个指标。临床医生需要对 PWS 患者进行全面的评估，包括定期的身体检查、实验室检查（如测定骨龄、测定生长激素水平、检测代谢指标等）、患者的症状反馈以及对治疗效果和副作用的动态观察。只有通过综合评估，才能准确判断是否达到停药指征，从而为患者提供最佳的治疗决策，确保治疗的安全性和有效性。

4.5.3.4 rhGH治疗的禁忌证

对于严重肥胖、有未被控制的糖尿病、未控制的严重的阻塞性睡眠呼吸暂停（obstructive sleep apnea，OSA）、活动性肿瘤和活动性精神病的 PWS 患者，应禁用 rhGH。

4.5.3.5 rhGH治疗需注意的相关问题

（1）心功能：rhGH 治疗会影响心肌的数量及功能，加重心脏负担。同时，rhGH 还可能影响水盐代谢，引起液体潴留，进一步加重心脏的前负荷。建议在治疗开始前行超声心功能检查，在长期治疗的 PWS 患儿中，需视情况复查。

（2）胰岛素抵抗与糖尿病：生长激素可以拮抗胰岛素的作用，导致血糖升高。rhGH治疗的PWS患儿的胰岛素水平显著升高，因此，在rhGH治疗的患儿中应监测糖脂代谢相关的指标。

（3）脊柱侧凸：PWS患儿的脊柱侧凸的发生率较高（10岁以前为30%，10岁以后为80%）。尽管已有的研究未发现rhGH治疗组与对照组在脊柱侧凸、进行性侧凸的发生率上有明显的差异，脊柱侧凸也并非rhGH治疗的禁忌证，但考虑到潜在的风险，推荐在rhGH治疗之前、治疗后每6～12个月进行骨科脊柱全长X线正侧位摄片的检查，对比治疗前后脊柱变化的情况，确定是否需要矫形治疗。

（4）OSA：rhGH可能导致软组织增生，尤其是在咽部和喉部周围，可能增大舌体和腺体的体积，从而加重上呼吸道的梗阻。对于PWS患者，阻塞性睡眠呼吸暂停综合征的发病率较高，儿童青少年PWS患者的OSA的自然发生率为44%～100%，rhGH治疗可能加重OSA，导致患儿在上呼吸道感染时可能猝死。PWS患者在开始接受rhGH治疗前，需对OSA进行充分评估和治疗。对于轻中度的OSA，多数情况下扁桃体切除术后即可消失或缓解；对于PWS患者合并重度OSA，扁桃体切除术的效果欠佳，因此，国内专家建议临床实践中应注意rhGH治疗的风险和收益之间的平衡，密切、有规律地监测OSA的症状。在出现中重度OSA的情况下，应暂停GH治疗，首先处理OSA，再决定是否继续使用rhGH治疗。

4.5.4　其他内分泌问题的处理

4.5.4.1　甲状腺机能减退的治疗

对于确诊为甲状腺功能减退的PWS患者，建议采用左甲状腺素钠片进行替代治疗。治疗剂量根据患者的年龄、体重、甲状腺功能减退的程度等因素进行个体化的调整。一般从小剂量开始［>1岁，剂量为5～6μg/（kg·d）；<1岁，剂量为8μg/（kg·d）］，逐渐增加，同时密切监测甲状腺功能指标，使促甲状腺激素和甲状腺激素水平恢复并维持在正常的范围内。在治疗的过程中，还需要关注患者的症状改善的情况，如疲劳、便秘等症状是否减轻。

4.5.4.2　肾上腺皮质功能减退的治疗

部分PWS患者可能存在肾上腺皮质功能减退。这种情况可能是由于下丘脑—垂体—肾上腺轴功能紊乱（中枢性肾上腺皮质功能低下）导致。肾上腺皮质功能减退会使患者对压力的耐受性降低，在遇到感染、手术等应激情况时，可能出现肾上腺危象，表现为恶心、呕吐、低血压、低血糖、精神萎靡甚至昏迷等严重的症状。此外，长期的肾上腺皮质功能减退还会影响患者的电解质平衡、代谢功能和免疫功能。

目前，建议确诊肾上腺皮质功能减退的患者需要进行糖皮质激素替代治疗，常用的药物为氢化可的松。治疗剂量根据患者的体重、年龄、病情的严重程度等因素进行个体化的调整。在日常的情况下，给予生理替代剂量以维持正常的生理功能；中重度应激事件中，如感染、手术等，需要增加糖皮质激素的剂量，以预防肾上腺危象的发生。同时，要密切监测患者的血压、血糖、电解质等指标，以及时发现并处理可能出现的并发症。

4.5.4.3 糖尿病与血糖调节异常的治疗

PWS 患者由于肥胖、胰岛素抵抗等因素，糖尿病的发病率较高。肥胖会导致脂肪细胞分泌多种炎性因子，干扰胰岛素信号通路，使胰岛素的作用减弱，从而引起血糖升高。此外，患者可能存在的内分泌紊乱，如生长激素缺乏、甲状腺功能异常等，也会对血糖调节产生不利的影响。

对于血糖轻度升高的 PWS 患者，首先应采取生活方式干预，包括饮食控制和运动疗法。饮食上，控制碳水化合物和脂肪的摄入，增加膳食纤维的摄入；在运动方面，鼓励患者进行适量的有氧运动，如散步、游泳等。如果采取生活方式干预后血糖仍不能被有效控制，则需要考虑药物治疗。根据患者的具体情况，可选用二甲双胍等改善胰岛素敏感性的药物，或者胰岛素进行治疗。在治疗的过程中，要密切监测血糖的变化，及时调整治疗方案。

4.6 遗传咨询服务与家庭支持体系的建立

4.6.1 遗传咨询的策略与技巧

PWS 作为一种复杂的遗传性疾病，遗传咨询在整个疾病管理中起着至关重要的作用。通过遗传咨询，可以帮助患者及其家属了解疾病的遗传机制、再发风险、诊断和检测方法，以及提供生殖选择和家庭规划方面的建议，从而使他们能够做出明智的决策。

4.6.1.1 遗传咨询前的准备

（1）家族史的收集

详细的家族史收集是遗传咨询的基础。咨询人员需要仔细询问家族中是否存在类似 PWS 的症状，如新生儿期的肌张力低下、儿童期的食欲亢进和肥胖、性腺功能减退等。特别要关注家族中是否有多例不明原因的智力障碍、生长发育迟缓或行为问题的个体。家族史的时间跨度应尽可能大，包括父母、祖父母、兄弟姐妹、叔伯姑姨、堂表亲等亲属。

（2）患者资料的整理

对于前来咨询的 PWS 患者家庭，要全面整理患者的医疗资料，包括出生史（如是否存在胎动减少、早产、剖宫产等）、临床症状和体征、生长发育曲线、内分泌检查的结果、基因检测报告等。这些资料将有助于准确分析患者的病情，确定遗传模式，并为后续的咨询提供依据。

4.6.1.2　遗传模式和再发风险的评估

PWS的再发风险与其分子遗传机制有关，绝大多数的PWS家庭的再发风险低于1%，但部分情况下可高达50%。如果是由于父源染色体缺失导致的PWS，再发风险较低，但仍有一定的微小风险，因为可能存在生殖细胞嵌合的现象。如果是母源单亲二倍体，再发风险也较低，但如果母亲存在染色体异常，风险可能增加。对于印迹中心突变的家庭，再发风险取决于突变的类型和遗传方式，可能较高（表4.2）。

表4.2　Prader-Willi综合征的再发风险与遗传机制的关系

遗传类型	发生率（%）	遗传机制	再发风险
Ⅰa	65～75	5～6Mb缺失	＜1%
Ⅰb	＜1	染色体重排	可能达50%
Ⅱa	20～30	母源单亲二倍体	＜1%
Ⅱb	＜1	母源单亲二倍体伴易位或标记染色体	接近100%，如存在母亲15号染色体同源罗伯逊易位［t（15q；15q）］
Ⅲa	＜0.5	印迹中心微缺失	可能达50%，如存在父亲印迹中心微缺失
Ⅲb	2	印迹中心甲基化异常	＜1%

另外，由于PWS患者有性腺功能减退和生殖轴功能障碍，PWS患者自然生育的情况罕见。PWS患者的子代患PWS的概率与先证者的遗传机制及性别有关。理论上，女性缺失型PWS患者的子代有50%发生Angelman综合征的风险，而男性缺失型患者的子代有50%发生PWS的风险。然而，对于PWS患者，由于胎盘绒毛等组织的低甲基化的状态，因此不推荐将其用于产前诊断；如确实存在产前诊断的需要，可以在孕16～20周通过羊水脱落细胞的DNA甲基化分析行产前诊断。

4.6.2　随　访

不同年龄段的PWS患儿的随访指标包括体格发育、营养状况、青春发育、神经精神状况等的评估，也包括血生化指标、骨龄、骨密度、脊柱X线片等的监测，应定期进行随访观察（表4.3）。

表4.3　各随访检测项目在不同年龄段的Prader-Willi综合征患者中的随访要求和检查时间的间隔时间

监测项目	出生～3岁	～10岁	～18岁	成人
体格发育指标评估（身高、体重、头围、体质指数）	3～4个月	6个月	6～12个月	
营养评估	6～12个月	6～12个月	6～12个月	6～12个月
血代谢及生长因子检测［糖代谢（HbA1c、血糖、口服葡萄糖耐量试验视临床表现而定），脂代谢（总胆固醇、高密度脂蛋白、甘油三酯），甲状腺功能（TSH、游离甲状腺素），生长因子（IGF-1、IGFBP3），其他的检查（尿酸）］	6个月	6～12个月	6～12个月	1年

续表

监测项目	出生～3岁	～10岁	～18岁	成人
青春发育评估（性征发育评估：基础性激素，如黄体生成素、卵泡刺激素、女童雌二醇、男童睾酮、GnRH激发后性激素水平）		根据临床表现决定是否评估		
骨骼发育评估（骨龄）		GH治疗者：1年	根据临床评估	
骨代谢检测（骨矿物质含量评估：骨密度；血清骨代谢生化指标检测：血钙、磷、镁、蛋白电泳、甲状旁腺激素、维生素D_3）		1～2年	1～2年	1～2年
阻塞性呼吸睡眠暂停监测（多导睡眠监测）	未经GH治疗者：1年；GH治疗者：3～6个月	1年	1年	必要时
鼻咽喉畸形及狭窄情况的检查（电子鼻咽喉镜）	未经GH治疗者：6～12个月；GH治疗者：3～6个月	必要时	必要时	
骨科评估（脊柱畸形）	1年	6个月	6个月	必要时
眼科评估（眼位、视力检查）	1年	必要时	必要时	
口腔科评估（牙釉质、龋齿、唾液产生情况评估）	2岁后每年1次	6个月	6个月	必要时
皮肤科评估		有皮肤损害时	有皮肤损害时	有皮肤损害时
心血管系统评估（血压监测、超声心动图检查）				2年
神经精神及心理评估	3个月	1年	1年	1～2年

4.7 病例分享

本病例涉及一名20日龄的中国男婴。其父母为非近亲结婚，身体健康，智力正常，母亲在妊娠40周时通过剖宫产分娩。孕期内，母亲曾自觉胎动减少。男婴的出生体重为3.15kg，身长为50cm。出生后，男婴表现出肌张力低下、哭声微弱、吸吮力差和喂养困难。体格检查发现男婴嗜睡、面容异常（包括窄面、小下颌、高拱腭、薄上唇及嘴角下垂）、全身色素减退、棕发、生殖器较小、隐睾以及反射减弱等。血液生化分析，包括电解质、肝肾功能、甲状腺功能测试以及围生期感染的血清学检查均在正常的范围内。

男婴的姐姐在其母亲妊娠41周时自然分娩，不幸在出生后4天死亡。她同样表现出肌张力低下、哭声弱、吸吮力差等。此外，她还表现出嗜睡、面容异常（小下颌、薄上唇及嘴角下垂）、棕发、外生殖器畸形、足部畸形和反射减弱。图4.8展示了姐弟俩的照片。

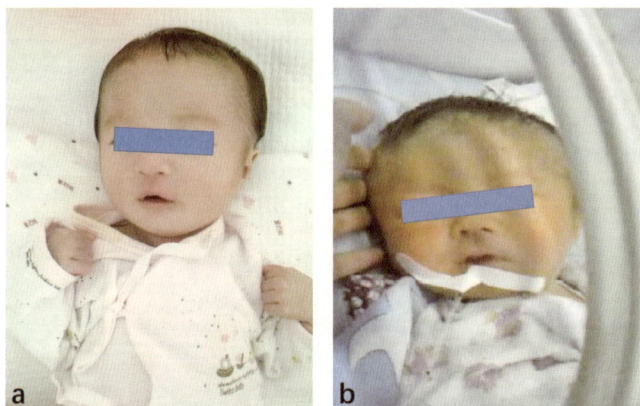

图 4.8 （a）先证者和（b）他的姐姐的临床照片。两者均表现出异常面容（面部狭窄，微棘皮症，杏仁眼，上唇薄，嘴朝下），全身色素沉着和棕色头发等（图片由浙江大学医学院附属儿童医院提供）

鉴于两位姐弟均受影响，我们怀疑这是一种遗传性疾病。首先，核型分析结果显示，男婴及其父亲的核型正常，而母亲的核型为 46，XX 9qh+。染色体微阵列分析结果提示，15q11.2 染色体有一个 417kb 的微缺失[Hg19 arr15q11.2（24，963，375–25，380，656）×1]，这一区域涉及男婴及其父亲的PWS/AS印迹中心、*SNURF–SNRPN*以及*SNORD107*、*SNORD64*、*SNORD109A*、*SNORD116*、*SNORD115*和*SNORD109B*基因等。此外，该患儿 4p16.1 染色体上还出现一个 206kb 的微缺失[arr4p16.1（8，218，420–8，424，831）×1]；16p13.2 染色体上有一个 149kb 的微重复[arr16p13.2（8，798，528–8，948，473）×3]。

随后对男婴、他的父亲和外祖母进行了甲基化敏感的MS–MLPA测序分析，以探索变异的来源。结果在男婴、他的父亲和祖母中发现了一个位于 15q11.2 的杂合微缺失。该微缺失包含*SNRPN*、*SNORD 107*、*SNORD 109B*等基因（图 4.9 展示了该家庭的家谱）。此外，MS–MLPA还记录了该区段的DNA甲基化异常，男婴呈现 100% 甲基化，他的父亲和祖母呈现 0% 甲基化。

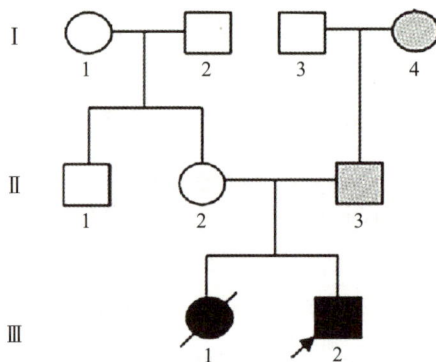

图 4.9 患者家庭的三代家系图谱（图片由浙江大学医学院附属儿童医院提供）

参考文献

董国庆，苏月月，丘晓颖，等. Prader-Willi综合征的临床筛查和基因诊断. 中国当代儿科杂志，2020，22（9）：1001-1006.

陆炜，齐研，崔斌，等. 中国Prader-Willi综合征患儿的临床和基因学特征. 中国实用儿科杂志，2014，29（8）：640.

中华医学会儿科学分会内分泌遗传代谢学组，《中华儿科杂志》编辑委员会. 中国Prader-Willi综合征诊治专家共识（2015）. 中华儿科杂志，2015，53（6）：419-424.

ADHIKARI A, COPPING N A, ONAGA B, et al. Cognitive deficits in the *Snord116* deletion mouse model for Prader-Willi syndrome. Neurobiol Learn Mem, 2019, 165: 106874.

BALDINI L, ROBERT A, CHARPENTIER B, et al. Phylogenetic and molecular analyses identify *SNORD116* targets involved in the Prader-Willi syndrome. Mol Biol Evol, 2022, 39（1）: 348.

BIETH E, EDDIRY S, GASTON V, et al. Highly restricted deletion of the *SNORD116* region is implicated in Prader-Willi Syndrome. Eur J Hum Genet, 2015, 23（2）: 252-255.

BOCHUKOVA E G, LAWLER K, CROIZIER S, et al. A Transcriptomic signature of the hypothalamic response to fasting and BDNF deficiency in Prader-Willi syndrome. Cell Rep, 2018, 22（13）: 3401-3408.

BURNETT L C, HUBNER G, LEDUC C A, et al. Loss of the imprinted, non-coding *Snord116* gene cluster in the interval deleted in the Prader-Willi syndrome results in murine neuronal and endocrine pancreatic developmental phenotypes. Hum Mol Genet, 2017, 26（23）: 4606-4616.

BURNETT L C, LEDUC C A, SULSONA C R, et al. Deficiency in prohormone convertase PC1 impairs prohormone processing in Prader-Willi syndrome. J Clin Invest, 2017, 127（1）: 293-305.

BUTLER M G, THEODORO M F, BITTEL D C, et al. Energy expenditure and physical activity in Prader-Willi syndrome: comparison with obese subjects. Am J Med Genet A, 2007, 143a（5）: 449-459.

BUTLER M G, MANZARDO A M, HEINEMANN J, et al. Causes of death in Prader-Willi syndrome: Prader-Willi Syndrome Association（USA）40-year mortality survey. Genet Med, 2017, 19（6）: 635-642.

CARREL A L, MYERS S E, WHITMAN B Y, et al. Long-term growth hormone therapy changes the natural history of body composition and motor function in children with prader-willi syndrome. J Clin Endocrinol Metab, 2010, 95（3）: 1131-1136.

CASSIDY S B, SCHWARTZ S, MILLER J L, et al. Prader-Willi syndrome. Genetics In Medicine, 2012, 14（1）: 10-26.

COULSON R L, YASUI D H, DUNAWAY K W, et al. *Snord116*-dependent diurnal rhythm of DNA methylation in mouse cortex. Nat Commun, 2018, 9（1）: 1616.

DAMEN L, DONZE S H, KUPPENS R J, et al. Three years of growth hormone treatment in young adults with Prader-Willi syndrome: sustained positive effects on body composition. Orphanet J Rare Dis, 2020, 15（1）: 163.

DING F, PRINTS Y, DHAR M S, et al. Lack of Pwcr1/MBII-85 snoRNA is critical for neonatal lethality in Prader-Willi syndrome mouse models. Mamm Genome, 2005, 16（6）: 424-431.

DUKER A L, BALLIF B C, BAWLE E V, et al. Paternally inherited microdeletion at 15q11.2 confirms a significant role for the *SNORD116* C/D box snoRNA cluster in Prader-Willi syndrome. Eur J Hum Genet, 2010, 18（11）: 1196-1201.

ERHARDT É, MOLNÁR D. Prader-Willi syndrome: possibilities of weight gain prevention and treatment. Nutrients, 2022, 14（9）.

HOLLAND A, MANNING K, WHITTINGTON J. The paradox of Prader-Willi syndrome revisited: making sense of the phenotype. EBio Medicine, 2022, 78: 103952.

HOLM V A, CASSIDY S B, BUTLER M G, et al. Prader–Willi syndrome：consensus diagnostic criteria. Pediatrics, 1993, 91（2）：398–402.

JURIAANS A F, KERKHOF G F, HOKKEN–KOELEGA A C S. The spectrum of the prader–willi–like pheno– and genotype: a review of the literature. Endocr Rev, 2022, 43（1）：1–18.

KNOTT B, KOCHER M A, PAZ H A, et al. Dietary conjugated linoleic acid reduces body weight and fat in *Snord116*（m+/p–）and *Snord116*（m–/p–）mouse models of Prader–Willi syndrome. Nutrients, 2022, 14（4）：860.

LACROIX D, MOUTEL S, COUPAYE M, et al. Metabolic and adipose tissue signatures in adults with Prader–Willi syndrome：a model of extreme adiposity. J Clin Endocrinol Metab, 2015, 100（3）：850–859.

LASSI G, MAGGI S, BALZANI E, et al. Working–for–food behaviors：a preclinical study in Prader–Willi mutant mice. Genetics, 2016, 204（3）：1129–1138.

LASSI G, PRIANO L, MAGGI S, et al. Deletion of the *Snord116/SNORD116* alters sleep in mice and patients with Prader–Willi syndrome. Sleep, 2016, 39（3）：637–644.

MAGER D R, MACDONALD K, DUKE R L, et al. Comparison of body composition, muscle strength and cardiometabolic profile in children with Prader–Willi syndrome and non–alcoholic fatty liver disease：a pilot study. Int J Mol Sci, 2022, 23（23）：15115.

MAHMOUD R, KIMONIS V, BUTLER M G. Clinical trials in Prader–Willi syndrome：a review. Int J Mol Sci, 2023, 24（3）：2150.

MANZARDO A M, LOKER J, HEINEMANN J, et al. Survival trends from the Prader–Willi syndrome association（USA）40–year mortality survey. Genet Med, 2018, 20（1）：24–30.

NICHOLLS R D, KNOLL J H M, BUTLER M G, et al. Genetic imprinting suggested by maternal heterodisomy in nondeletion Prader–Willi syndrome. Nature, 1989, 342（6247）：281–285.

PACE M, FALAPPA M, FRESCHI A, et al. Loss of *Snord116* impacts lateral hypothalamus, sleep, and food–related behaviors. JCI Insight, 2020, 5（12）：e137495.

PACORICONA A D L, LEMOINE P, EHLINGER V, et al. Causes of death in Prader–Willi syndrome：lessons from 11 years' experience of a national reference center. Orphanet J Rare Dis, 2019, 14（1）：238.

POLEX–WOLF J, LAM B Y, LARDER R, et al. Hypothalamic loss of Snord116 recapitulates the hyperphagia of Prader–Willi syndrome. J Clin Invest, 2018, 128（3）：960–969.

PRADER A, LABHART A, WILLI H. Ein syndrom von adipositas, kleinwuchs, kryptorchismus und oligophrenie nach myatonieartigem zustand im neugeborenenalter. Schweiz Med Wochenschr, 1956, 86：1260–1261.

PURTELL L, QI Y, CAMPBELL L, et al. Adult–onset deletion of the Prader–Willi syndrome susceptibility gene *Snord116* in mice results in reduced feeding and increased fat mass. Transl Pediatr, 2017, 6（2）：88–97.

QI Y, PURTELL L, FU M, et al. Hypothalamus specific re–introduction of *SNORD116* into otherwise *Snord116* deficient mice increased energy expenditure. J Neuroendocrinol, 2017, 29（10）.

QI Y, PURTELL L, FU M, et al. *Snord116* is critical in the regulation of food intake and body weight. Sci Rep, 2016, 6：18614.

ROSENBERG A G W, WELLINK C M, TELLEZ G J M, et al. Health problems in adults with Prader–Willi syndrome of different genetic subtypes：cohort study, meta–analysis and review of the literature. J Clin Med, 2022, 11（14）：4033.

SKRYABIN B V, GUBAR LV, SEEGER B, et al. Deletion of the MBII–85 snoRNA gene cluster in mice results in postnatal growth retardation. PLoS Genet, 2007, 3（12）：e235.

TAN Q, ORSSO C E, DEEHAN E C, et al. Current and emerging therapies for managing hyperphagia and obesity in Prader–Willi syndrome：a narrative review. Obes Rev, 2020, 21（5）：e12992.

TAUBER M, HOYBYE C. Endocrine disorders in Prader–Willi syndrome：a model to understand and treat hypothalamic dysfunction. Lancet Diabetes Endocrinol, 2021, 9（4）：235–246.

WANG S E, JIANG Y H. Potential of epigenetic therapy for Prader–Willi syndrome. Trends Pharmacol Sci, 2019, 40（9）: 605–608.

WHITTINGTON J, HOLLAND A. Next steps in Prader–Willi syndrome research: on the relationship between genotype and phenotype. Int J Mol Sci, 2022, 23（20）.

YANG L, ZHOU Q, MA B, et al. Perinatal features of Prader–Willi syndrome: a Chinese cohort of 134 patients. Orphanet J Rare Dis, 2020, 15（1）: 24.

ZARCONE J, NAPOLITANO D, PETERSON C, et al. The relationship between compulsive behaviour and academic achievement across the three genetic subtypes of Prader–Willi syndrome. J Intellect Disabil Res, 2007, 51（6）: 478–487.

ZHANG Q, BOUMA G J, MCCLELLAN K, et al. Hypothalamic expression of snoRNA *Snord116* is consistent with a link to the hyperphagia and obesity symptoms of Prader–Willi syndrome. Int J Dev Neurosci, 2012, 30（6）: 479–485.

ZIEBA J, LOW J K, PURTELL L, et al. Behavioural characteristics of the Prader–Willi syndrome related biallelic *Snord116* mouse model. Neuropeptides, 2015, 53: 71–77.

CHAPTER 5

第 5 章

MC4R 单基因肥胖

（陈雪峰　濮佳琦）

5.1 概述与历史沿革

　　许多与体重调节相关的候选基因和通路最初是在小鼠中发现的。*Agouti* 小鼠是最古老的肥胖小鼠模型之一，*Agouti* 基因座的显性等位基因导致小鼠肥胖综合征，这是由于 *Agouti* 基因启动子序列重排，Agouti 肽异位表达导致的。Agouti 蛋白通常只在毛囊中表达，通过拮抗黑皮质素 1 受体（melanocortin 1 receptor，MC1R）来调节色素沉着，但体外研究表明，该蛋白对黑皮质素 4 受体（melanocortin 4 receptor，MC4R）也具有有效的拮抗活性；随后，*Mc4r* 敲除小鼠模型的建立进一步证实了 *MC4R* 在体重稳态中的重要作用，这一发现成功将瘦素—黑皮质素通路（下丘脑食欲调节系统）与体重调节联系起来，从而揭示了一系列新的肥胖候选基因。

　　在报道了 *Mc4r* 基因敲除的小鼠的肥胖表型后不久，1998 年，Vaisse 和 Yeo 等首次在 2 例早发性肥胖患者中报道了第一个功能相关的 *MC4R* 杂合移码突变。*MC4R* 首次被描述为人类严重肥胖的相关因素。在第一个肥胖相关 *MC4R* 突变被描述后，更多的肥胖相关 *MC4R* 变异被进一步发现，截至 2000 年、2006 年和 2021 年，人们分别发现了 17 个、58 个和 200 多个人类 *MC4R* 突变。其中，大多数经鉴定的 *MC4R* 突变是杂合错义突变，只有少数是纯合突变。目前，*MC4R* 失活突变已成为单基因肥胖的最常见的原因。

5.2 流行病学与发病机制的探究

5.2.1 发病率与地理分布

　　MC4R 突变的患病率似乎因种族来源、肥胖的严重程度和肥胖的发病年龄而异。在英国白种人中，高达 6% 的早发性重度肥胖患者被发现出现 *MC4R* 突变。对英国 500 名儿童肥胖的调查显示，5.8% 的从儿童期开始的严重肥胖受试者具有 *MC4R* 致病突变。对英国来自 Avon 父母与儿童纵向队列的分析发现，致病性 *MC4R* 突变的频率为 0.30%。在其他的

肥胖队列研究中，*MC4R* 突变的单基因肥胖的患病率较低：在极度肥胖的德国儿童和青少年中，致病性 *MC4R* 突变的患病率为 1.9%。在另一项针对严重早发性肥胖的德国儿童的小型研究中，从 51 名儿童中鉴定出一种致病突变，患病率为 1.96%。在芬兰一项包含 56 名儿童和 252 名严重肥胖的成人患者的研究中，仅发现 1 名儿童存在 1 种 *MC4R* 致病性突变，因此，儿童队列的患病率为 1.8%，而整个队列的患病率仅为 0.32%。在一项针对欧洲肥胖人群的大型研究中，1.72% 的肥胖个体有 *MC4R* 突变，而非肥胖个体中的这一比例为 0.15%。在肥胖患病率非常高的美洲原住民皮马印第安人中，*MC4R* 突变的患病率为 4.6%。在一个由 889 名严重肥胖的患者和 932 名正常体重对照组成的北美成年人队列中，*MC4R* 突变的患病率在肥胖组中为 2.25%，在正常的体重组中为 0.64%，与欧洲人群中的患病率相近。

在亚洲和地中海人群中，*MC4R* 单基因肥胖的患病率较低。一项针对 50 名严重肥胖的日本人进行的小型研究中，没有发现 *MC4R* 中除 V103I 多态性外的任何突变。Lam 及其同事筛选了 227 名肥胖的中国香港人，发现了 3 个错义的 *MC4R* 变体。然而，功能研究表明，所有的 3 种变体的功能都正常。另一项针对来自中国大陆的 200 名肥胖儿童的研究中，鉴定发现了 3 个 *MC4R* 突变体，患病率为 1.5%。对来自中国上海的 288 名肥胖人群进行筛查，仅发现 1 例与功能相关的 *MC4R* 突变，患病率为 0.3%。在对来自新加坡的 227 名儿童和青少年的筛查中，3 名患者发生了 *MC4R* 突变，患病率为 1.3%。

尽管不同研究的患病率不同，但毫无疑问，*MC4R* 突变是早发性严重肥胖最常见的单基因形式，也是成人肥胖的重要的遗传原因。

5.2.2 危险因素与保护因素

数项研究表明，*MC4R* 是一把双刃剑，既可以导致肥胖，也可以防止肥胖。*MC4R* 基因表达增加会导致能量负平衡，从而导致体重减轻。目前的研究发现，两种 *MC4R* 多态性（V103I 和 I251L）已被证明可增强机体对肥胖的抵抗力。对英国生物样本库中的普通人群以及约 17000 名来自 9 个独立队列的欧洲人群的分析表明，*MC4R* 功能获得性突变的携带者具有较低的 BMI 和较低的代谢疾病风险，因此具有较低的肥胖患病率。*MC4R* 的不同变体对肥胖的抵抗力可归因于这些变体的信号偏倚，导致下游 β–arrestin 募集增加而产生保护性代谢的作用，同时也可能以不同的方式改变饮食行为。此外，*MC4R* 的组成性活性激活也可以降低携带者的肥胖风险。*MC4R* 中 6 种自然发生的突变已被证明会导致组成性激活，这些突变包括 *H76R*、*S127L*、*D146N*、*P230L*、*L250Q* 和 *F280L*。

5.2.3 遗传学基础

MC4R 突变会在整个编码序列中出现，导致部分或完全功能丧失，具体取决于突变的性质和功能。*MC4R* 突变的外显率和表达度可变，导致不同程度的肥胖表现和相关的并发症，纯合子变异的报道频率较低，但同家系中的纯合子先证者比杂合子表现出更严重

的肥胖。因此，*MC4R*单基因肥胖的遗传模式为共显性方式遗传。这一发现得到了在杂合子和纯合子*Mc4r*基因敲除的小鼠中观察到的肥胖遗传模式的支持。此外，在导致肥胖的*MC4R*突变的外显率中观察到代际效应，年轻一代的外显率更高，这可能是由于近几十年的导致肥胖的环境所产生的结果，表明单基因肥胖中仍存在基因型与环境间的相互作用。

MC4R是一种G蛋白偶联受体（GPCR），主要通过激活刺激性G蛋白（$G\alpha_s$）发出信号，Gs激活腺苷酸环化酶，将ATP转化为cAMP，进一步传递信号。因此，*MC4R*突变体的功能通常取决于其诱导Gs信号传导的能力。2009年，Tao根据*MC4R*突变后基因功能的变化，将*MC4R*突变分为以下5类。

Ⅰ类：无效突变；由于蛋白质合成缺陷和（或）蛋白质降解加速，MC4R蛋白水平降低。无义的突变体可能属于这一类。

Ⅱ类：细胞内滞留的突变体；*MC4R*突变蛋白产生但保留在细胞内，很可能是由于细胞的质量控制系统检测到错误折叠而滞留在内质网中。这减少了细胞表面可用的*MC4R*数量，最终减少了cAMP的产生和所有效应子的反应以及下游信号的传导，从而导致疾病表现。该类突变包括了目前报道的主要的*MC4R*突变集。

Ⅲ类：结合缺陷突变体；这类突变的*MC4R*在细胞表面表达，但其与配体结合存在缺陷，可能是由于蛋白质构象的变化或结合亲和力降低，从而损害或减少下游的信号传导。

Ⅳ类：信号传递缺陷的突变体；这些突变的*MC4R*在细胞表面表达，以正常的亲和力结合配体，但在激动剂刺激后的信号传导中存在缺陷，信号传导的效能和（或）效价降低。Vaisse等的研究表明，一些*MC4R*突变体的组成活性降低可能是携带这些突变体*MC4R*的患者肥胖的原因。

Ⅴ类：具有未知缺陷的突变体。这些变体具有正常的细胞表面表达、配体结合和信号转导的能力，但仍导致肥胖表型。

总之，当在肥胖受试者中鉴定出新的*MC4R*变异时，分析其功能特性非常重要，以便更准确地确定变异的表型是否确实与临床表型一致。突变体的分类系统将有助于对与严重的儿童肥胖相关的越来越多的*MC4R*突变进行分类，从而有助于个性化的治疗。

5.2.4 分子生物学基础

单基因肥胖主要影响瘦素—黑皮质素通路。瘦素—黑皮质素通路是控制食欲和饱腹感的主要的调节系统。瘦素是一种重要的肽激素，可调节食物的摄入量和体重，参与脂肪分解，并刺激促炎反应。它由白色脂肪细胞产生，由位于染色体7q31.3上的*LEP*基因编码。瘦素穿过血脑屏障，与下丘脑弓状核的GABA能神经元中的受体（LEPR）相互作用，抑制神经肽Y（NPY）/刺豚鼠相关蛋白（AgRP）途径并产生负反馈，从而减少食物的摄入并促进饱腹感。LEPR在各种人体组织中广泛表达，包括肝脏、胰腺β细胞、白色脂肪细胞和骨骼肌，为能量消耗提供关键的调节。瘦素诱导下丘脑弓状核的神经元产生促阿片黑皮质素（POMC）。这是一种由位于染色体2p23.3上的*POMC*基因编码的关键食欲调节蛋白，POMC 缺乏与食欲亢进和严重的儿童肥胖有关。前蛋白转化酶枯草杆菌蛋白酶/kexin 1 型（PCSK1）将POMC 裂解成几个较小的分子，称为黑皮质素。黑皮质素是一类与黑皮质素受体结合的神经肽家族，包括 α、β 和 γ 形式的黑素细胞刺激素（α–MSH、β–MSH 和 γ–MSH）和促肾上腺皮质激素（ACTH）。MSH 与神经元黑皮质素受体结合，主要是 4 型，即 MC4R。MC4R 位于基因组的第 18 号染色体，由位于染色体 18q22 上的单个外显子基因编码，是一种包含 332 个氨基酸的蛋白。MC4R 是一种视紫红质样 A 类 GPCR，在大脑中广泛表达，主要在下丘脑的脑室旁核中表达，是瘦素—黑皮质素通路的关键组分。MC4R 被 POMC 衍生的多肽激活。这些多肽是通过 POMC 的翻译后加工获得的，包括 α、β 和 γ–黑素细胞刺激素（MSH）以及促肾上腺皮质激素（ACTH）。在这 4 种主要的内源性黑皮质素中，MC4R 对 β–MSH 的亲和力最高，其次是 α–MSH 和 ACTH，然后是 γ–MSH。MC4R 可通过作用于中枢阿片—促黑素细胞皮质素原（POMC）神经元、交感节前神经元以及与相应激动剂的相互作用，调控食物的摄入和能量消耗，进而改善肥胖。同时，MC4R 可被抑制剂 agouti 相关肽（AgRP）阻断。该肽由弓状核中的神经肽 Y（NPY）神经元表达。缺乏食物会诱导 NYP/AgRP 的表达增加，从而导致饥饿信号。

MC4R 信号转导的定量变化在能量稳态中起着关键的作用，*MC4R* 的激活将诱导饱腹感信号，从而降低食欲和增加能量消耗以实现降低能量平衡的信号，因此被认为对调节能量消耗和食物摄入至关重要。一个 *MC4R* 等位基因的丢失足以导致啮齿动物和人类的严重的肥胖表型。*MC4R* 通过与异源三聚体 Gs 蛋白偶联并激活腺苷酸环化酶来转导信号，整合 α–黑素细胞刺激素（α–MSH）提供的激动信号（饱腹感）和刺豚鼠相关蛋白（AGRP）提供的拮抗信号（产食欲）来调节食物的摄入。然而，越来越多的近期研究表明，与其他的 GPCR 类似，MC4R 除了传统的 Gαs–cAMP 信号通路外，还可以与其他的 G 蛋白或信号转导介质偶联，触发下游信号通路，包括 β–抑制蛋白募集、ERK1/2 磷酸化、内吞作用、Gαs 偶联和二聚化，这可能解释了以前被认为是非致病性变异的致病性，因为这些变异不会影响质膜上 cAMP 的产生或表达。MC4R 作用的另一种机制是由 *KCNJ13* 基因编码的钾内向整流通道 Kir7.1，它与下丘脑中的 MC4R 直接相互作用。该通道参与钾稳态和神经元兴奋性，并被认为是未来饥饿控制的药物靶点。

5.2.5　病理生理机制

肥胖是能量代谢失衡的结果。下丘脑是维持能量平衡的纽带，它解析来自外周器官的信号，并通过瘦素—黑皮质素通路（食欲调节的关键机制）调节机体的饥饿水平。30 多年的研究表明，瘦素—黑皮质素途径的突变会导致各种形式的进食障碍。参与黑皮质素信号传导的配体或受体的任何破坏，具体来说，*LEP*、*LEPR* 等基因的纯合子功能丧失（loss of function，LOF）以及 *MC4R* 中的纯合突变和杂合突变会导致无法控制的食欲亢进，这是一种以过度饥饿和食物摄入为特征的进食障碍，导致极度早发性肥胖。

如上所述，在大多数 *MC4R* 功能丧失的突变体的功能表征中，*MC4R* 下游的 cAMP 的产生和所有效应的子反应与下游信号传导减少，导致无法控制的食欲亢进，从而导致肥胖表型的产生。然而，在肥胖队列中发现高达 25% 的 *MC4R* 突变并不会减少 cAMP 的产生，因此被归类为野生型（WT）突变，而这些突变可能造成了 *MC4R* 的组成活性丧失或发生了偏向信号传导。体外细胞实验显示，*MC4R* 有着显著的基础活性，基础 cAMP 信号传导缺陷可能是由 *MC4R* 突变引起的早发性的严重肥胖的发病机制之一。Vaisse 等发现 *MC4R* 基因 N 末端的一些突变不会影响受体运输、配体结合或配体刺激的信号传导。然而，这些突变受体的基础信号传导降低。这些突变中的基础信号传导缺陷可能（至少部分）导致肥胖的发病机制。

偏向信号传导作为 GPCR 细胞内信号传导中的一个重要概念，已在 GPCR 家族的许多的成员中被发现。研究表明，MC4R 能够选择性地稳定特定的受体活性构象并优先触发不同的信号通路，与其他的 GPCR 中受体激活和偏向信号传导的多状态模型一致。在以前的许多的研究中，MC4R 功能分析仅考虑配体诱导的 Gαs–cAMP 信号通路，而忽略了其他的信号通路在肥胖发病机制中的作用。通过 MC4R 的 Gαs 信号通路并不是参与能量稳态调节的唯一通路，其他通过 MC4R 的通路也可能与 Gαs 蛋白无关。近年来，在 MC4R 中鉴定出越来越多的偏倚突变体。第一个与严重早发性肥胖相关的 MC4R 偏倚突变体是 D90N。该受体突变体可以正常结合激动剂，但无法启动 Gαs 信号传导。随后，D90N 被证明与 Gαi 蛋白而不是 Gαs 蛋白偶联，以百日咳毒素（PTX）敏感的方式降低 cAMP 水平。目前已在 25 种天然存在的突变 *MC4R* 中观察到偏倚信号转导。这些突变体在配体诱导的 Gαs–cAMP 水平和 ERK1/2 磷酸化水平上启动偏向信号转导。在这 25 个偏向突变体中，尽管细胞表面表达、配体结合和激动剂刺激的 cAMP 生成正常，但其中 5 个 V 类变体（C40R、V50M、T112M、A154D 和 S295P）的 ERK1/2 信号传导存在缺陷。这种 ERK1/2 信号缺陷可能是携带这些突变的患者肥胖的原因。偏倚突变体的发现为我们提供了对突变 *MC4R* 与肥胖表型之间因果关系的新理解。不仅传统的 Gαs 信号传导通过神经 MC4R 调节能量稳态，其他的信号通路也参与这一过程。Gαs 以外的信号通路（如 Gαi 或 ERK1/2）的缺陷也可能导致能量稳态调节异常，从而导致肥胖。

5.3 临床多样性及其挑战

MC4R 缺乏症的特征性外观为严重肥胖和高大，其特点是脂肪和瘦体重增加、骨矿物质密度增加、线性生长增加、食欲亢进和严重的高胰岛素血症。*MC4R* 突变携带者对 BMI、体重、脂肪质量和瘦体重有显著的影响，早在 5 岁时就可检测到。在 18 岁时，*MC4R* 突变携带者和非携带者之间的体重和 BMI 的平均差异分别可达 17.76kg 和 4.84kg/m²。*MC4R* 突变携带者的平均体脂百分比明显异常，*MC4R* 突变携带者的脂肪质粒相较于非携带者平均增加 14.78kg，且纯合子的平均体脂百分比高于杂合子。*MC4R* 缺乏症患者的瘦

体重比例高于相近 BMI 的瘦素缺乏患者，且纯合子的瘦体重比例高于杂合子。*MC4R* 缺乏症患者都有食欲增加的病史，尤其是在儿童时期。在调整瘦体重后，*MC4R* 突变携带者在随意进餐时消耗的能量是其未受影响的兄弟姐妹的 3 倍。*MC4R* 突变受试者的静息代谢率与校正瘦体重后根据年龄和性别特异性方程预测的静息代谢率相似。所有 *MC4R* 缺乏症的受试者的血糖正常，但与年龄、体重指数标准差评分和性别匹配的肥胖受试者相比，血浆胰岛素的浓度显著升高。血脂浓度和尿液 24 小时游离皮质醇排泄量在正常的范围内。*MC4R* 致病性变异杂合子患者在出生后的前 2 年的体重增加得不太明显，但在儿童后期出现严重肥胖并且经常身材高大。

在远期风险方面，*MC4R* 缺乏症儿童在 20 岁前患 2 型糖尿病的风险相比对照人群升高 4.3 倍，即使在调整 BMI 后仍显著升高；然而，在成人期 *MC4R* 缺乏症患儿患 2 型糖尿病的风险在调整 BMI 后无显著升高。在血压方面，在 20 岁之前，即使在调整了 BMI、身高、性别、年龄等因素后，*MC4R* 缺乏症患者的收缩压降低，但舒张压没有差异。而成年期的收缩压及舒张压均无明显的差异。在女性中，*MC4R* 突变的存在与 6 个月的月经初潮延迟相关。在心血管事件上，研究报道，常见的 *MC4R* 突变并不会增加携带者的动脉粥样硬化斑块和心血管疾病事件的结局。

5.4 实验室检查与辅助诊断技术

5.4.1 实验室检查与辅助检查

美国临床内分泌医师协会和肥胖医学协会等专业协会的临床实践指南建议，对重度早发性肥胖进行基因检测，尤其是在存在食欲亢进和提示遗传性肥胖特征的情况下。基因检测方法可以遵循与其他疾病相同的工作流程——询问详细的病史，然后进行体格检查。

5.4.1.1 病　史

具有早发性肥胖病史（定义为 5 ～ 10 岁之前出现）的患者需考虑进行检测，尤其是当肥胖严重时（BMI ≥ 同年龄和同性别第 95 个百分位数的 120%）。遗传性儿童肥胖的特征是儿童早期 BMI 轨迹改变，出生后不久和出生后第一年的体重增加的速度更快。儿童单基因肥胖的其他的危险因素包括父母近亲婚育、食欲亢进、5 岁前严重肥胖和出生后 2 年的体重快速增加，以及身材矮小、红发、肾上腺皮质功能不全、尿崩症、持续性腹泻、免疫缺陷和性腺功能减退症。对于年龄较大的青年和成人，询问肥胖症的发病年龄很重要。引发食欲亢进史或极度不满意的进食欲望很重要。在较晚出现（平均 8 年）的食欲亢进之前，出现早期生长迟缓是 Prader–Willi 综合征的标志，也可能存在于其他遗传形式的肥胖中。食欲亢进可以通过询问有关对食物的先入为主或"食欲亢进"、寻找食物的行为（如夜食、隐藏食物等）和心理症状（如与食物相关的痛苦和功能障碍）来确定。测量食欲亢进的标准化工具包括Dykens PWS问卷（由监护人填写）、三因素饮食量表、食物的力量量表和荷兰饮食行为问卷。目前，没有明确的标准或具体的临界值来利用这些工具指导基因检测的进行，但这些可以指导后期疾病的管理。肥胖也可以是摄入能量的生理需求以维持体重的后果。因此，在老年人中，很难确定食欲亢进是肥胖的原因还是结果。

儿童肥胖的3个主要风险因素是遗传易感性、父母超重和较低的社会经济地位。除了这些因素之外，大型的流行病学研究还发现，围产期因素（如孕产妇在怀孕期间增加体重、高出生体重和配方奶喂养）会增加肥胖的风险，其关联性甚至比"经典"的生活方式因素（如睡眠时间、媒体娱乐或身体活动）更强。因此，在肥胖儿童的临床评估中应考虑围产期因素。

5.4.1.2　家族史

三代系谱对于确定遗传模式和帮助解释基因检测结果至关重要。仅在先证者中存在肥胖和相关的特征可能提示结构重排、缺失/重复，或者在单基因的条件下，双等位基因突变（隐性或复合杂合子）或新发单基因序列变化。另外，相似表型的家族史，尤其是仅存在于家族的一侧时，可能提示常染色体显性遗传病（例如*MC4R*缺陷）。家系还可能揭示血缘关系的存在，这增加了携带隐性遗传病的机会。

5.4.1.3　体格检查

某些遗传是具有特定基因缺陷的特征性的临床特征，如果存在，可以指导靶向检测。

5.4.1.4　检查评估

除常规的病史询问、体格测量（身高、体重、腰围、臀围、体型及性发育分期），还需要对肥胖儿童进行肥胖并发症的评估，包括对糖尿病及糖尿病前期、血脂异常、高血压、非酒精性脂肪肝病、多囊卵巢综合征和阻塞性睡眠呼吸暂停等，因此，需要对单基因肥胖儿童进行血糖、血脂、内分泌激素、体成分、肝脏B超等的检查。

患者的病史、饮食行为、饮食经历、身体活动、人体测量、生化数据和既往的治疗尝试都是在开始特定的治疗之前需要考虑的重要因素。需要采用专门的多学科方法，医学评估应包括以控制进食行为为重点的饮食计划、个体化的体育锻炼、心理运动课程和言语治疗。

5.4.2　诊断标准

单基因肥胖的诊断基于基因检测，如何识别需要进行基因检测的患者是该病诊断的挑战。

重度早发性肥胖的基因检测选择基于临床表现特征和家族史。根据文献，对于极度早发性肥胖和（或）提示遗传性肥胖综合征的临床特征和（或）极度肥胖家族史的患者，可以进行基因检测。此外，还存在除肥胖外的临床特征时会提示检测结构和序列变异。单核苷酸多态性微阵列中，存在纯合区域也可能提示常染色体隐性遗传病。对于那些结构变异、检测阴性或单基因肥胖怀疑指数较高的人，可以通过高通量测序技术来检测突变。许多实验室提供涵盖 5 ～ 100 个与肥胖相关的已知基因的 Panel 检测。然而，基因 Panel 无法检测到大约 10% 的突变。在这种情况下，可以进行全外显子组测序（whole exome sequencing，WES），因为它可以覆盖更多的基因，从而能够快速准确地检测疾病的遗传基础。WES 与微阵列列芯片一起已被证明能够准确诊断儿童单基因肥胖。WES 检测基因组的一个亚部分并对外显子 DNA 进行测序，识别可能改变蛋白质序列的功能失调的遗传变异。然而，WES 的性能受序列内容、捕获设计和富集的影响，因此与全基因组测序（whole genome sequencing，WGS）相比，该技术的优势较小，后者更全面地覆盖了外显子组和其他重要的基因组序列。尽管经济成本和时间成本较高，但 WGS 具有获得更可靠的拷贝数变异结果的优势，这对疾病的影响至关重要。因此，在强烈怀疑患者出现综合征性肥胖的情况下，当初步检查的结果不满意时，建议将其作为下一步检查。如果从中未能检测到致病突变，可以通过全外显子组测序或全基因组测序进一步检测。

5.4.3 鉴别诊断

MC4R 单基因肥胖需要与其余的瘦素—黑皮质素信号通路相关基因突变导致的单基因肥胖以及综合征性遗传肥胖进行鉴别。

5.4.3.1 单基因肥胖

涉及单基因肥胖的有 LEP、LEPR、POMC、PSCK1、SH2B1 等。瘦素（LEP）的遗传变异与极低的血液瘦素水平有关，肥胖儿童的血瘦素水平通常升高，并与体脂量密切相关，并且在杂合子和纯合子形式中都可能具有临床意义。患者通常表现为重度食欲亢进、从出生后第一年开始的极度儿童期肥胖，通常还表现为中枢性腺功能减退、青春期发育延迟和甲状腺功能减退。瘦素受体（LEPR）功能障碍也可导致与瘦素缺乏症非常相似的临床表型。瘦素受体 LEPR 的致病性突变已在全球 80 多例患者中被发现，估计患病率低于 1.5/100 万人。LEPR 缺乏症患者通常表现为早发性肥胖、过量进食、高胰岛素血症、高脂血症，较少见的是多种垂体激素缺乏和低促性腺激素性腺功能减退症。*POMC* 是负责编码黑皮质素前体蛋白 POMC 的基因，该蛋白被 PCSK1 裂解和激活。研究已经描述了特殊色素特征与 POMC 功能受损相关的单基因儿童肥胖之间的联系。POMC 复合杂合子或纯合子致病性突变可导致复杂的表型，其特征是红发或皮肤苍白、食欲亢进导致严重的早发性肥胖、肾上腺皮质功能减退，有时还会出现胆汁淤积和高胆红素血症。PCSK1 的纯合或复合杂合致病性变体可能会降低其催化功能，导致无法将一些促激素转化为其活性形式，例如 POMC 转化为黑皮质素，胰岛素原转化为胰岛素，胰高血糖素原转化为胰高血糖素样肽（GLP）–1/2 和胃肽。功能丧失的 PCSK1 致病性变异与严重的遗传性儿童肥胖有关，其特征是从婴儿期开始出现持续的吸收不良性腹泻和多种内分泌损害，包括性腺功能减退症、甲状腺功能减退症、肾上腺皮质功能减退症和餐后低血糖症。SH2B1 是瘦素介导的信号级联反应中的关键分子，在胰岛素和瘦素信号通路中充当衔接蛋白，可能在调节血糖水平和胰岛素敏感性中发挥作用。SH2B1 的功能丧失致病性变异可能导致一种严重的儿童肥胖，其特征是食欲亢进、严重的胰岛素抵抗和适应不良的行为。

5.4.3.2　综合征性遗传肥胖

综合征性遗传肥胖的儿童通常表现为认知障碍、生长迟缓、运动异常和自闭症谱系障碍。目前，已经描述了 80 多种表现为儿童肥胖的不同的综合征，最常见的是 Prader–Willi 综合征（PWS）和 Bardet–Biedl 综合征（BBS）。PWS 通常表现为新生儿的肌张力减退，即在学龄期发病的严重喂养障碍，范围从吸吮问题引起的厌食到食物摄入过度引起的食欲亢进和肥胖的发展。在 PWS 中，患者的脂肪储存过多伴有肌肉质量减少、生长迟缓、低促性腺激素性性腺功能减退、认知障碍、畸形特征和行为异常。当肥胖与神经行为障碍相关时，应排除 PWS。建议通过单核苷酸多态性微阵列（分辨率较低，但有足够的参考数据）或光学基因组图谱（分辨率较高，但需要特殊的 DNA 提取）来评估肥胖和其他的临床特征患者的结构变异，包括微缺失和重复。PWS 可以通过 DNA 甲基化分析进行诊断，通常通过甲基化特异性 PCR，或者如果需要，通过甲基化特异性多重连接依赖性探针扩增（MS–MLPA）与单核苷酸多态性微阵列联合进行诊断。BBS 是综合征性儿童肥胖的另一个例子。早发性重度肥胖伴有性腺功能减退、视网膜异常、肾脏受累、认知障碍和畸形特征。据报道，大约有 20 个基因会导致人类 BBS。其他罕见的儿童肥胖综合征包括 Alström 综合征、Albright 遗传性骨营养不良、Carpenter 综合征、CHOPS 综合征、Chudley–Lowry 综合征、Laron 综合征、近端 16p11.2 缺失综合征、Smith–Magenis 综合征等。

5.4.3.3　总　结

鉴别单基因肥胖与综合征性遗传肥胖的第一步是仔细评估临床特征和认知功能。大多数形式的"综合征性"肥胖都伴有认知障碍和畸形特征，可能与视网膜和/或肾脏异常以及听力损失有关。某些形式的单基因肥胖（SIM1、BDNF、SH2B1）也可能与认知功能障碍和视网膜变性有关，但更常见的类型（MC4R、LEPR、LEP、POMC、PCSK1）具有正常的精神运动发育。在没有智力障碍的情况下，外周激素水平的检测可能帮助单基因肥胖的鉴别：如果怀疑 PCSK1 缺乏症，则检测胰岛素和 C 肽水平；如果考虑 POMC 缺乏症，则检测皮质醇和促肾上腺皮质激素水平；如果怀疑 LEP 或 LEPR 缺乏症，则检测瘦素水平。

5.5　治疗策略与长期管理的方案

儿童肥胖指南中概述的治疗推荐包括改变生活方式，如饮食和运动，以及对特定年龄范围内的肥胖儿童可能使用奥利司他、二甲双胍、利拉鲁肽和艾塞那肽等药物。然而，需要注意的是，这些药物尚未被广泛研究用于治疗遗传异常引起的儿童肥胖。目前的儿童肥胖指南尚未为遗传性肥胖儿童提供具体的治疗推荐。

5.5.1 药物治疗

利拉鲁肽是一种胰高血糖素样肽–1 受体激动剂（GLP–1RA），也通过降低食欲来减轻体重。据报道，它对许多单基因肥胖病例有效。利拉鲁肽治疗可增加常见肥胖的骨量，然而，在 *MC4R* 突变引起的肥胖中未观察到骨代谢的变化。与单独运动或药物治疗相比，利拉鲁肽疗法和运动的联合治疗可以改善体重减轻的维持（因为体重减轻后体重反弹是一个常见的问题）。在单基因肥胖患者中，一项试验比较了 14 名 *MC4R* 致病性变异携带者与 28 名非突变患者每天使用 3mg 利拉鲁肽的疗效。治疗 16 周后，两组之间的等效体重减轻了约 6%，体脂量、腰围和葡萄糖耐量也有类似的改善。这些数据表明，GLP–1 激动剂对 *MC4R* 信号传导减少的遗传性肥胖的疗效保持不变。迄今为止，尚无关于其他类型的单基因肥胖和 GLP–1 激动剂的可用的证据。因此，仍需要进一步的研究。

在治疗瘦素—黑皮质素途径的基因功能丧失突变引起的单基因肥胖中，司美诺肽（Setmelanotide）和美曲普汀（Metreleptin）这两种药物已被确定为可能有效的干预措施。2020 年，Setmelanotide 获得美国食品药品监督管理局的批准，用于 6 岁及以上因 POMC、PCSK1 或瘦素受体缺乏症而肥胖的成人和儿童患者的慢性体重管理。随后，其于 2021 年获得欧洲药品管理局的批准，用于相同的年龄范围和适应证。

Setmelanotide 对 *MC4R* 变体携带者的影响更具有争议性。Setmelanotide 是一种比内源性配体（α–MSH）更强的 *MC4R* 激动剂。在细胞模型中，尽管 *MC4R* 突变体存在缺陷，但这种增加的亲和力允许挽救细胞内的信号传导。啮齿动物模型的研究表明，*Mc4r* 杂合突变体对 Setmelanotide 的反应处于中等水平。这些小鼠在高脂肪饮食下增加的体重比注射生理盐水的对照 *Mc4r* 杂合子小鼠轻。但 Setmelanotide 的有益作用不如野生型小鼠明显，而在 *Mc4r* 纯合子敲除的小鼠中 Setmelanotide 则没有显示出作用。一项 1 期 RCT 研究评估了 8 名携带 *MC4R* 杂合致病性变异的患者在 28 天内连续皮下输注 Setmelanotide 与 49 名无突变的对照肥胖患者相比的作用。与安慰剂相比，*MC4R* 杂合子组和肥胖对照组均观察到显著的体重减轻，且减重效果相似。因此，需要进一步的研究来探究 Setmelanotide 是否可以有效地诱导 *MC4R* 缺乏症受试者的体重显著减轻。Setmelanotide 正在 Ⅱ 期和 Ⅲ 期试验中作为 *MC4R* 通路中许多其他遗传缺陷的治疗选择进行评估。该药物也在综合征性肥胖患者（例如 Bardet–Biedl 综合征和 Alström 综合征），以及 16p11.2 位点的染色体重排、*SH2B1* 突变、*CPE* 突变或 *SRC1* 突变、单基因肥胖的杂合子变体，以及对瘦素治疗无反应的瘦素缺乏症患者中被使用。除了这些确定的单基因和综合征特征之外，如果 MC4R 神经元完好无损，因肿瘤或外伤导致的下丘脑损伤继发的肥胖患者可能会从这种治疗选择中受益。

临床试验中的一些药物有 LY2112688、Melanotan–Ⅱ、Bremelanotide、PL–8905 和 Setmelanotide。尽管其在体外和体内都有很好的表征，但在临床试验中已经报道了许多这些药物的不良副作用。LY2112688 导致血压升高；Melenotan–Ⅱ是一种超强效环状 *MC4R* 激动剂，可引起男性勃起和皮肤变黑。在男性和女性中，Bremelanotide 与性功能障碍的相关性更密切，并且在临床试验中作为抗肥胖药物有失败的效果。PL–8905 在临床前的研究中表现出最小的副作用（例如血压变化）后，正在进行临床试验。Setmelanotide在Ⅲ期临床试验中显示出相当大的前景，没有观察到副作用，现已获得美国食品药品监督管理局的批准。Sun 等提出了一种肠道—内在黑皮质素信号复合物，涉及α–MSH释放和MC4R激活对人类 L细胞分泌的影响。这可以直接靶向黏膜MC4R来治疗包括肥胖在内的人类代谢紊乱。

此外，使用 *MC4R* 激动剂靶向能量消耗的中枢途径，为单基因肥胖患者提供了新的和有前途的治疗选择。环状黑皮质素类似物 MTII 和 SHU9119（分别是神经黑皮质素受体 MC3 和 MC4 的高亲和力激动剂与拮抗剂）的药理学研究进一步支持了这一点。脑室内注射激动剂 MTII 在 4 种食欲亢进模型以剂量依赖性的方式抑制摄食，并且可以通过共同注射拮抗剂 SHU9119 来防止这种抑制。此外，注射拮抗剂可显著增加食物的摄入量。这些结果证明了黑皮质能神经元在进食和代谢的强直抑制中的新作用。

5.5.2 非药物治疗

MC4R 变异携带者的治疗选择包括保守方法，例如增加运动和减少热量的摄入。在早期诊断的情况下，在儿童期尽早实现环境控制至关重要，因为它们限制了肥胖和饮食行为障碍的发展和加重，并需要在从儿童期到成年期的过渡期间提高警惕。

关于饮食，总体的目标侧重于避免不受控制的食物摄入量。限制食物获取、建立合理的饮食习惯和食物摄入的仪式化，有助于限制导致食欲亢进和破坏性食物寻求行为的冲动。遗传性肥胖患者很少可能实现饮食自主，但策略仍然可以改善患者的生活质量，并通过缓解他们与食物的关系来促进他们的社会融合。在单基因肥胖中，缺乏饱腹感是极其严重的、终生的，并且是患者痛苦的原因。另外，通过环境控制早期限制食物的摄入，已被证明可以通过减缓肥胖的进展，使 PWS 患者受益。

开始适应性的体育活动也很重要。接受营养、运动、心理和家庭干预 1 年的致病性 *MC4R* 突变儿童能够减轻与正常对照组肥胖儿童一样多的体重，大约为 0.4 BMI标准差评分。不幸的是，与无突变的同类不同，它们无法保持体重减轻。相比之下，最近在丹麦进行的一项研究证据表明，具有 *MC4R* 突变的肥胖儿童在参加三级中心的干预计划后，BMI 没有降低。这些发现表明，这些干预措施在促进或维持体重减轻方面可能不够有效，因为它们未能解决潜在的食欲亢进和特定的分子机制。因此，多成分的生活方式干预对这些患者的健康结果有积极的影响，但需要密集和持续才能随着时间的推移保持有效。迫切需要长期的体重管理的策略，这些策略可以有效减少与肥胖相关的合并症和死亡率，同时还可以显著减轻体重和减少饥饿感。

最后，许多的研究分析了肥胖 *MC4R* 突变携带者在减肥手术后的体重发展。先前对人类和动物模型的研究表明，双等位基因 *MC4R* 变体的携带者在减肥手术后对维持减轻的体重没有反应，并且在短暂的体重减轻后恢复体重。目前，关于杂合 *MC4R* 变体携带者减肥手术后体重随时间变化的文献并未提供这种治疗有效性的明确结论。因此，它不被认为是主要的治疗选择。但重要的是要考虑到，对于患有罕见遗传性肥胖症的儿童，这些儿童出现与其病情相关的危及生命的合并症时，手术可能是唯一有益的管理选择，但在接受减肥手术之前应仔细评估。目前，仍需要更多的研究来评估减重手术在特定的患者群体中的长期安全性和有效性。

由于一些患者对减肥手术没有反应，并且保守治疗策略的效率通常低下，这突出了对替代治疗选择的需求。除了新型药物疗法外，其他类型的创新治疗方法可能会进入肥胖和体重调节的领域。有单基因肥胖症的患者可能受益于新型诱导性多能干细胞（induced pluripotent stem cells，iPSC）技术和 CRISPR 介导的基因编辑。在肥胖的情况下，iPSC 可用作体外疾病模型，以研究基因变异对不同的细胞类型的影响。例如，下丘脑样神经元可由多基因、严重肥胖（BMI > 50 kg/m²）患者的 iPSC 产生，它们能够分泌神经肽并对瘦素做出反应，它们保留了典型的疾病特征，例如细胞呼吸失调和与代谢疾病相关的分子特征，因此可用于研究某些基因变异的作用，以及基因—环境的相互作用。最终目标是通过 CRISPR–Cas9 介导的基因编辑在功能上修复导致单基因肥胖的缺陷基因的变异。对于不适合的药物治疗和其他的治疗方法失败的患者，可以考虑将这种方法作为最后的手段。到目前为止，可以想象到两种策略。第一种是，将 CRISPR 工具离体递送到靶细胞中，然后将工程细胞移植回患者体内。这种方法在血液系统疾病和癌症免疫治疗中很有用，但不适用于许多其他的组织类型。目前，尚未在单基因肥胖的背景下研究过这种选择。第二种是体内编辑，其中 CRISPR 载体被全局或局部注射。后一种方法已被应用于瘦素缺陷、肥胖的 *ob/ob* 小鼠，使用局部注射到白色脂肪组织中的腺病毒 CRISPR 系统。虽然只有不到 2% 的等位基因得到修复，但瘦素的产生及其生理功能（如抑制食物的摄入）得到了恢复。但目前仍需要全面的临床前研究才能将这些新的治疗方法引入临床实践。

5.5.3 多学科团队协作管理

在常见的肥胖症中，临床管理的基石是在训练有素的卫生专业人员的帮助下提供适当的营养、行为和运动干预。对于有遗传性肥胖症的患者，建议营养师、心理学家和适应性体育活动教师进行干预。

整体和全面的方法对于改善患者的临床状况至关重要，并且需要专业中心的专业知识。心理随访是有益的，既可以管理常见的神经精神合并症，也可以管理这些强迫症的主要的社会心理影响和由此产生的耻辱感。神经心理学评估可以识别认知功能障碍或其他特定的学习障碍，以指导和改善心理和教育支持。筛查和治疗与遗传缺陷相关的特定的合并症，也可以防止进一步的并发症，因此应特别注意。遗传性肥胖通常与荷尔蒙缺乏有关，如果在出现症状之前进行治疗，效果会更好。睡眠障碍、消化系统疾病和骨科畸形，以及相关的先天性畸形，需要额外的关注，并经常得到其他专业医生的帮助。肥胖的并发症也可能出现，需要额外的治疗。

对于此类复杂的患者，儿科和成人护理之间的过渡也可能是一个关键时期。在一项回顾性的队列研究中，接受过渡性护理的 PWS 患者的 BMI 降低了 10kg/m²，并且抗抑郁药治疗较少。所有的这些支持都使患者的生活质量得到改善，并帮助他们融入社会结构及建立自己的生活方式。

5.6 遗传咨询服务与家庭支持体系的建立

5.6.1　遗传咨询服务

MC4R 突变是单基因肥胖的最常见的病因，遗传咨询对疾病的诊断与风险评估具有重要作用，通过详细的家族史采集、个体身体状况的评估以及专业的基因检测技术，遗传咨询能准确判断患者是否有单基因肥胖，并确定具体的致病基因和突变类型，避免因误诊而导致治疗不当。依据 *MC4R* 共显性的遗传模式和基因检测的结果，明确基因突变的位点、突变类型（错义突变、无义突变、移码突变等）及其对蛋白质功能的影响，明确疾病的遗传方式、再发风险（下一胎的患病概率或亲属发病的可能性），以便采取相应的预防措施；同时，遗传咨询要结合临床医生的意见，能够为患者提供个性化的治疗和管理方案。

5.6.2　家庭支持体系的建立

对于单基因肥胖患者的家庭，可通过定期举办专题讲座，对单基因肥胖患者的家庭开展知识讲座，内容涵盖遗传学的基础知识，讲解单基因肥胖的发病机制，让家属明白这并非简单地由"吃多了"导致的肥胖，而是由基因缺陷引起，减少对患者的误解与责备；同时，传授营养搭配的知识，如合理安排三大营养素的比例，根据患者的年龄、活动量制定个性化的食谱，以及运动锻炼指导，包括适合不同的年龄段、身体状况的运动项目、运动强度与时长；制作图文并茂的手册、海报等资料，将其发放给家庭成员，内容涉及疾病日常的护理要点，如监测血压、血糖的方法，肥胖并发症（糖尿病、心血管疾病等）的早期识别症状，以及心理调适方法，鼓励家属营造积极的家庭氛围，帮助患者树立战胜疾病的信心。可为患者及家属提供心理咨询服务，尤其是患者，因肥胖外形可能遭受同伴的嘲笑、社交障碍，产生自卑、抑郁等情绪。心理咨询师通过认知行为疗法等手段，帮助患者正确认识自己的身体形象，改变消极的思维模式，提高自我接纳的程度。对于家长，缓解因孩子患病产生的焦虑、自责的心理，指导其以平和的心态面对疾病；组织单基因肥胖患者家庭支持小组，成员间分享照顾经验、应对困难的策略，在小组内推广，让大家互相学习、互相鼓励，形成强大的情感支撑网络。

通过完善的单基因肥胖遗传咨询服务与家庭支持体系，可以帮助患者及家属更好地应对疾病，提高生活质量，延缓肥胖相关并发症的发生发展。

5.7 病例分享

患儿，女，7 岁 3 个月，因"发现体重增长过快 6 年余"入院，近 2 年的平均每年的增长的体重约为 5kg。

体格检查：肥胖体型，无特殊的外貌，身高 136.1cm，体重 45kg，BMI 24.33kg/m^2，腰围 83cm，臀围 87cm，血压 138/88mmHg，颈部及腋下皮肤增黑、增粗，双乳脂肪堆积 B3 期，双乳似 B3 期，阴毛 Ph1 期。

辅助检查：骨龄片显示骨龄提前（左腕骨化中心出现 10/10 颗，排列紧密。尺骨茎突出现，发育较好。钩骨钩突发育成熟，拇指内侧籽骨出现。各掌指骨骺线未闭合，尺桡骨远侧骨骺线未闭合）。垂体 MRI：未见明显的占位性病变；松果体小囊肿。肝脏 B 超：脂肪肝。

家族史：父亲身高 172cm，体重 65kg，BMI 21.97kg/m^2；母亲身高 163cm，体重 54kg，BMI 20.32 kg/m^2。

基因检测：*MC4R* c.878G ＞ A 杂合突变，致病性 Uncertain，变异来源为父亲。具体见图 5.1。

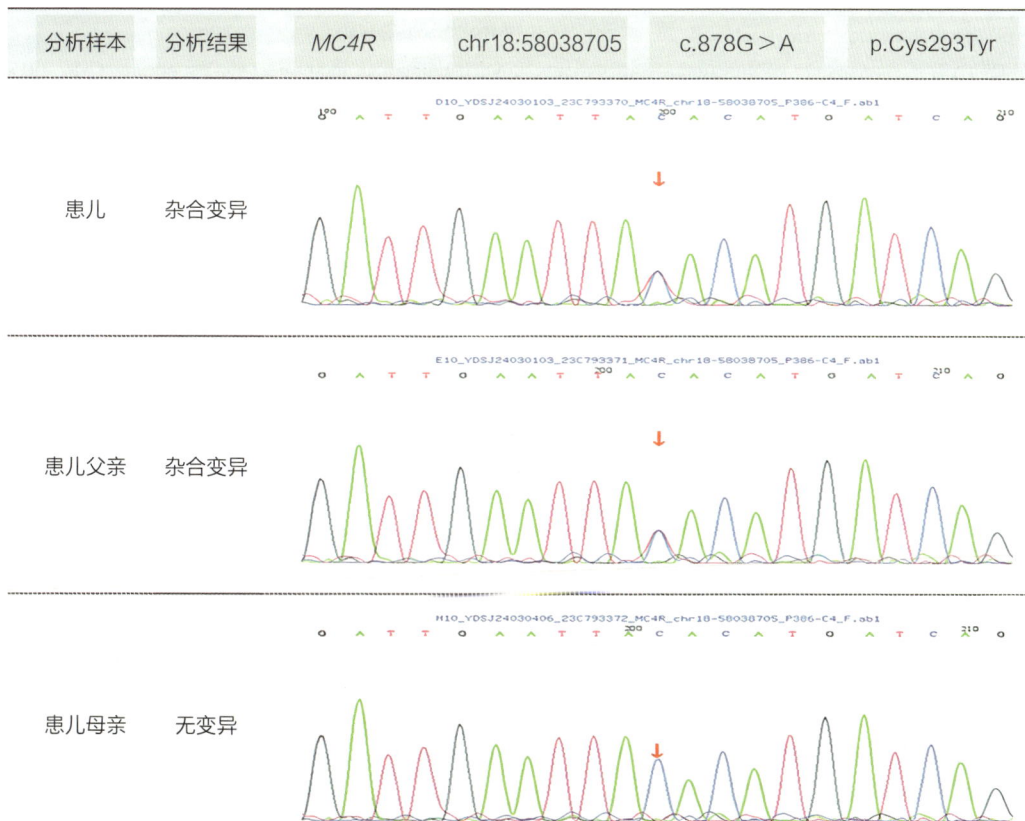

图 5.1　基因检测

参考文献

ANGELIDI A M，BELANGER M J，KOKKINOS A，et al. Novel noninvasive approaches to the treatment of obesity：from pharmacotherapy to gene therapy. Endocr Rev，2022，43：507-557.

CENSANI M. Weight loss after bariatric surgery in morbidly obese adolescents with MC4R mutations. Obesity (Silver Spring)，2014，22：225-231.

COLLET T H. Evaluation of a melanocortin-4 receptor (MC4R) agonist (Setmelanotide) in MC4R deficiency. Mol Metab，2017，6：1321-1329.

CONCEPCIÓN-ZAVALETA M J. A comprehensive review of genetic causes of obesity. World Journal of Pediatrics，2024，20：26-39.

FACCIOLI N，POITOU C，CLÉMENT K，et al. Current treatments for patients with genetic obesity. J Clin Res Pediatr Endocrinol，2023，15：108-119.

FAROOQI I S. Clinical spectrum of obesity and mutations in the melanocortin 4 receptor gene. N Engl J Med，2003，348：1085-1095.

GARFIELD A S. A neural basis for melanocortin-4 receptor-regulated appetite. Nat Neurosci，2015，18：863-871.

HUSZAR D. Targeted disruption of the melanocortin-4 receptor results in obesity in mice. Cell，1997，88：131-141.

KRASHES M J，LOWELL B B，GARFIELD A S. Melanocortin-4 receptor-regulated energy homeostasis. Nat Neurosci，2016，19：206-219.

KÜHNEN P，KRUDE H，BIEBERMANN H. Melanocortin-4 receptor signalling：importance for weight regulation and obesity treatment. Trends Mol Med，2019，25：136-148.

LOTTA L A. Human gain-of-function MC4R variants show signaling bias and protect against obesity. Cell，2019，177：597-607.

MARKHAM A. Setmelanotide：first approval. Drugs，2021，81：397-403.

REINEHR T. Lifestyle intervention in obese children with variations in the melanocortin 4 receptor gene. Obesity (Silver Spring)，2009，17：382-389.

SEMENOVA E，GUO A，LIANG H，et al. The expanding landscape of genetic causes of obesity. Pediatric Research，2025，97：1358-1369.

STUTZMANN F. Non-synonymous polymorphisms in melanocortin-4 receptor protect against obesity：the two facets of a Janus obesity gene. Human Molecular Genetics，2007，16：1837-1844.

STUTZMANN F. Prevalence of melanocortin-4 receptor deficiency in Europeans and their age-dependent penetrance in multigenerational pedigrees. Diabetes，2008，57：2511-2518.

STYNE D M. Pediatric obesity-assessment，treatment，and prevention：an endocrine society clinical practice guideline. J Clin Endocrinol Metab，2017，102：709-757.

SWEENEY P，CHEN C，RAJAPAKSE I，et al. Network dynamics of hypothalamic feeding neurons. Proc Natl Acad Sci USA，2021，118（14）：e2011140118.

TAO Y X，SEGALOFF D L. Functional characterization of melanocortin-4 receptor mutations associated with childhood obesity. Endocrinology，2003，144：4544-4551.

TAO Y X. Constitutive activity in melanocortin-4 receptor：biased signaling of inverse agonists. Adv Pharmacol，2014，70：135-154.

TAO Y X. The melanocortin-4 receptor：physiology，pharmacology，and pathophysiology. Endocr Rev，2010，31：506-543.

VAISSE C，CLEMENT K，GUY-GRAND B，et al. A frameshift mutation in human MC4R is associated with a dominant form of obesity. Nat Genet，1998，20：113-114.

YEN T T, GILL A M, FRIGERI L G, et al. Obesity, diabetes, and neoplasia in yellow A(vy)/– mice: ectopic expression of the agouti gene. Faseb J, 1994, 8: 479–488.

YEO G S. A frameshift mutation in MC4R associated with dominantly inherited human obesity. Nat Genet, 1998, 20: 111–112.

YOUNG E H. The V103I polymorphism of the MC4R gene and obesity: population based studies and meta-analysis of 29 563 individuals. International Journal of Obesity, 2007, 31: 1437–1441.

CHAPTER 6

第 6 章

LEPTIN 单基因肥胖

（黄 轲 俞 竹）

6.1 概述与历史沿革

6.1.1 定义与命名

Leptin（瘦素），名称来源于希腊词汇"leptos"，意为"瘦的"或"轻的"，它是一种由脂肪组织分泌的激素，作用于中枢神经系统（特别是下丘脑），在调节能量平衡、控制食欲和体重方面起重要的作用。

LEPTIN 单基因肥胖是一种由于肥胖相关基因 *LEP* 基因（编码 Leptin）突变或缺陷引起的常染色体隐性遗传疾病，通常表现出明显的肥胖，尤其是在儿童时期，并伴有食欲增加和代谢异常。

6.1.2 发现与历史发展

长期以来，肥胖被认为主要是由于饮食过量和缺乏运动导致的，即行为和意志力的问题。

20 世纪 60 年代，加拿大科学家道格拉斯·科尔曼（Douglas Coleman）通过小鼠实验发现，某些小鼠即使摄入正常量的食物也会发生肥胖，他推测这可能与某种遗传或生理因素有关。科尔曼发现正常的小鼠会产生一种抑制食欲的分子，而这种分子在肥胖和糖尿病小鼠体内存在异常，使得多食症和肥胖会自发出现。

1994 年，美国科学家杰弗里·弗里德曼（Jeffrey Friedman）及其团队利用定位克隆技术分离出与人的食欲及体重调节有关的基因，并将其命名为"*ob* 基因"。弗里德曼通过进一步的研究发现，*ob* 基因的产物是一种蛋白质，并将其命名为"瘦素"（Leptin）。

先天性 *LEP* 缺乏最早是在一个巴基斯坦家庭中被发现，由移码突变引起，主要表现为血清 *LEP* 缺乏而导致过度摄食，出生时体重正常，而后体重迅速增加，发生严重的早发性肥胖，还可伴有性腺、甲状腺功能减退等其他的内分泌功能异常，成年时可造成身材矮小。这一系列的研究确认了 *LEPTIN* 基因突变与早发性肥胖、代谢紊乱等症状的关联，进一步证实了 *LEPTIN* 基因在能量代谢中的关键作用。

6.2 流行病学特征

6.2.1 发病率与地理分布

在全球范围内，*LEPTIN* 单基因肥胖的发病率极低，在所有的肥胖病例中所占的比例不到 1%，其在不同地区和人群中的发病率存在显著的差异，这主要受到遗传背景、生活方式、环境因素以及研究方法等多种因素的影响。*LEPTIN* 单基因肥胖通常表现为家族聚集性，在某些特定人群或家族中，其特定 *LEPTIN* 基因突变的携带率较高，因此，发病率也相对较高。例如，在巴基斯坦某些家族中，由于近亲结婚等原因，特定 *LEPTIN* 基因突变的携带率可高达 50% 以上。

6.2.2 危险因素与保护因素

6.2.2.1 遗传因素

LEPTIN 基因突变是 *LEPTIN* 单基因肥胖的直接原因。携带 *LEPTIN* 基因突变的人群具有更高的肥胖风险。家族中有 *LEPTIN* 单基因肥胖的病例也会增加个体发病的风险。而遗传多样性较高的人群可能对 *LEPTIN* 基因突变有更好的天然防御机制。

6.2.2.2 生活方式

高热量、高脂肪的饮食习惯可能会加剧肥胖的症状；均衡的饮食则有助于维持健康的体重和代谢。缺乏足够的体育活动会导致能量消耗减少，进一步加重肥胖；定期的体育活动，如进行有氧运动、力量训练等，可以提高新陈代谢，减少肥胖的风险。

6.2.2.3 环境因素

某些环境污染物可能干扰内分泌系统，影响瘦素的正常功能。

6.2.2.4 社会心理因素

如情绪波动、压力等可能影响饮食习惯和能量消耗。

6.3 发病机制

6.3.1 遗传学基础

人类 *LEPTIN* 基因位于第 7 号染色体（7q31.3），包含 3 个外显子和 2 个内含子。该基因只在脂肪组织中表达，其编码产物是一种分泌性蛋白，即瘦素（Leptin）。瘦素分子的大小为 16kDa，是由 167 个氨基酸残基组成的，它具有球状蛋白的三级结构，通过跨膜受体 LEP-R 起作用。迄今为止，共发现 21 种不同的 *LEPTIN* 基因突变体，其中，大多数的突变会导致瘦素的产生或分泌障碍。

6.3.2　病理生理机制

　　*LEPTIN*基因是一种重要的功能基因，其编码的瘦素蛋白可通过改变机体对能量的摄入方式来调控食欲和能量平衡。同时，瘦素还可作用于外周组织和器官，如脂肪组织、肝脏、胰腺、骨骼肌等，发挥调节糖脂代谢和免疫炎症等作用（图6.1）。

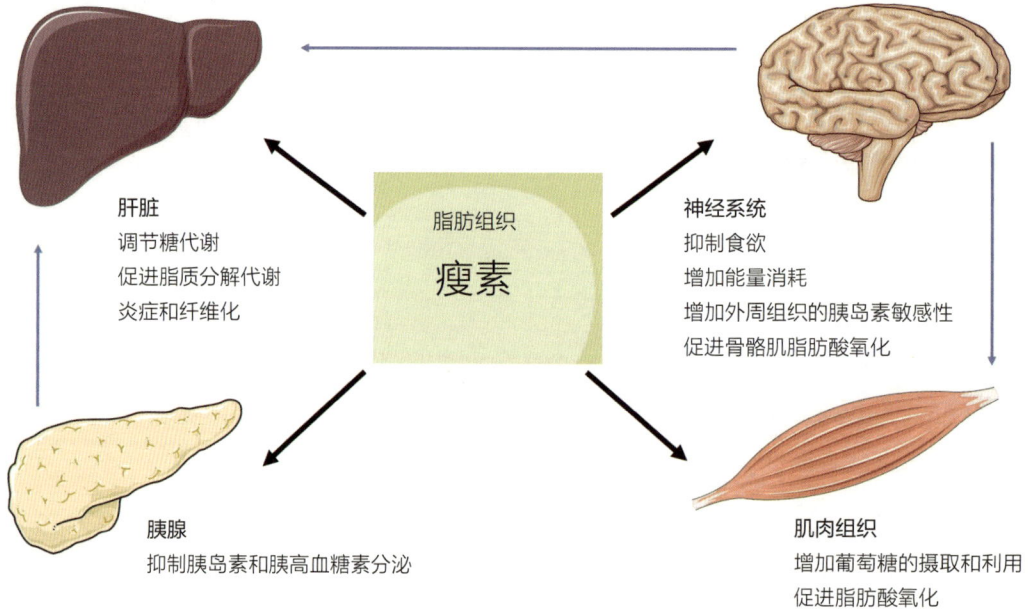

肝脏
调节糖代谢
促进脂质分解代谢
炎症和纤维化

脂肪组织
瘦素

神经系统
抑制食欲
增加能量消耗
增加外周组织的胰岛素敏感性
促进骨骼肌脂肪酸氧化

胰腺
抑制胰岛素和胰高血糖素分泌

肌肉组织
增加葡萄糖的摄取和利用
促进脂肪酸氧化

图6.1　瘦素还可作用于外周组织和器官，如脂肪组织、肝脏、胰腺、骨骼肌等，发挥调节糖脂代谢和免疫炎症等作用

　　瘦素主要由脂肪细胞合成和分泌，其前体为前瘦素（pre–proleptin）。前瘦素通过蛋白酶的作用，剪切掉前导肽和C端肽，形成成熟的瘦素。瘦素主要作用于大脑中的下丘脑，尤其是下丘脑的弓状核（arcuate nucleus，ARC）和室旁核（para ventricular nucleus，PVN）。瘦素与ARC和PVN中的瘦素受体结合并发挥调节作用：瘦素与其受体结合后，可减少神经肽Y/agouti相关蛋白（neuropeptide–Y/ Agouti–related protein，NPY/ AgRP）的生成，促进阿片黑素皮质素原（pro–opiomelanocortin，POMC）分泌，POMC被原激素转换酶1（proprotein convertase subtilisin/kexin type 1，PCSK1）加工分解成α–促黑激素（α–melanocyte stimulating hormone，α–MSH）和β–促黑激素（β–melanocyte stimulating hormone，β–MSH）等多肽。α–MSH与细胞膜表面的MC4R结合，并向室旁核发出信号，增加饱腹感，从而减少能量的摄入。黑皮质素受体2辅助蛋白2（melanocortin 2 receptor accessory protein 2，MRAP2）可降低MC4R对α–MSH的反应性，介导肥胖的发生，而转录因子SIM1可增加MC4R的活性，进而减少食物的摄入量和增加能量消耗。MC4R活化后还能刺激脑源性神经营养因子（brain–derived neurotrophic factor，BDNF）的释放。该因子与神经营养因子受体结合，影响食物的摄入和能量的消耗。除了激活POMC外，LEP

与其受体的结合也可激活 JAK/STAT 信号通路，进而与 Src 同源性 2B 适配蛋白 1（Src homology 2B adapter protein 1，SH2B1）协同介导 STAT3 持续活化。STAT3 可在双部转录因子（Tubby bipartite transcription factor，TUB）的作用下将 Tubby 迁移到细胞核，激活能量稳态相关的靶基因，并介导瘦素的厌食作用。

在 *LEPTIN* 单基因肥胖的患者中，编码瘦素的 *LEP* 基因突变，导致瘦素合成减少或瘦素分泌不足，进而引起体内瘦素水平下降。瘦素水平的下降导致下丘脑无法接收到足够的信号，从而无法有效地调节食欲和能量代谢。瘦素缺乏可导致下丘脑中的食欲促进激素（如 NPY 和 AgRP）的分泌增加，抑制食欲的信号减弱，从而引起食欲亢进。瘦素在褐色脂肪组织的产热作用中起到重要作用。因此，瘦素缺乏还可能导致能量消耗减少，进一步加剧肥胖。瘦素缺乏还可能导致其他相关的代谢异常，如胰岛素抵抗、糖尿病、高血压、高血脂等。

6.3.3 分子生物学机制

瘦素与其受体（LEPR）结合后，触发受体二聚化和自身磷酸化，这是瘦素信号传导的起始步骤。瘦素受体是一种属于细胞因子受体超家族的跨膜蛋白，其细胞内域包含 2 个关键的酪氨酸残基（Y985 和 Y1077），这些酪氨酸残基的磷酸化对于瘦素信号传导至关重要。瘦素受体与瘦素结合后，激活 Janus 激酶 2（JAK2）。JAK2 是瘦素信号传导中的关键激酶，它通过磷酸化瘦素受体自身和其他的下游信号分子来启动信号传导途径（图 6.2）。JAK2 激酶被激活后，磷酸化受体细胞内域和下游信号分子，如 STAT3、STAT5 等。磷酸化的 STAT3 形成二聚体，进入细胞核，与特定的 DNA 序列结合，激活或抑制相关基因的转录。瘦素信号传导还涉及其他信号分子的磷酸化，如丝裂原活化蛋白激酶（MAPKs）和磷脂酰肌醇 3 激酶（PI3K）/Akt 途径。这些途径参与调节细胞的生长、存活和代谢活动。

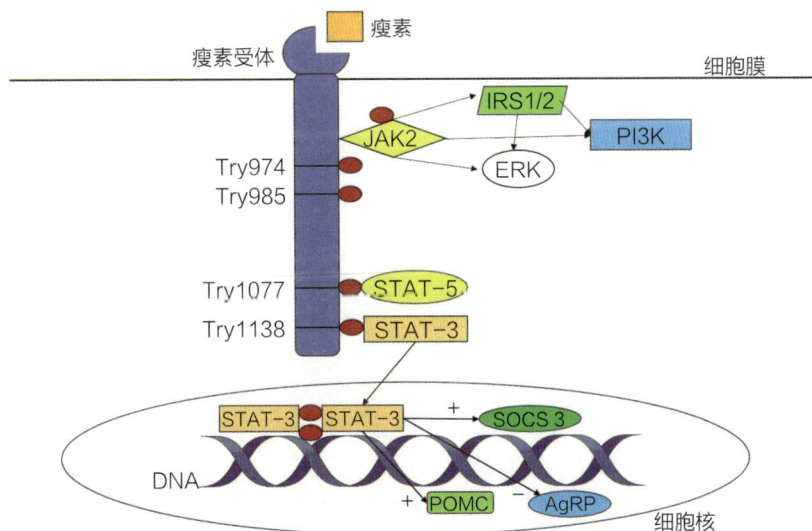

图 6.2 JAK2 通过磷酸化瘦素受体自身和其他的下游信号分子来启动信号传导途径

瘦素信号传导途径受到多种因素的调节，如在肥胖和高瘦素血症的情况下，瘦素受体表达水平下调，导致瘦素信号传导减弱；在高瘦素血症的情况下，JAK2激酶活性受到抑制，导致瘦素信号传导减弱；在高瘦素血症的情况下，STAT3磷酸化受到抑制，导致瘦素信号传导减弱。此外，瘦素信号传导途径还受到其他信号传导途径的交叉调节，如胰岛素信号传导途径、神经肽信号传导途径等。

近年来，研究人员发现了瘦素受体新的信号传导模块，如SH2B1、PI3K等。此外，还发现了瘦素信号传导途径的新的作用靶点，如POMC、AgRP等。这些发现有助于我们更好地理解肥胖的发生发展，并为肥胖和其他代谢疾病的治疗提供新的思路和方法。

6.4 临床表现与诊断

6.4.1 临床表现

*LEPTIN*基因突变导致瘦素缺乏或功能异常。瘦素可作用于中枢神经系统以抑制食欲，也可直接调节外周组织，如脂肪组织、肝脏、骨骼肌等的糖脂代谢，瘦素缺乏或功能障碍可使患者出现严重的早发性肥胖和一系列的代谢并发症。

6.4.1.1 早发性肥胖

*LEPTIN*单基因肥胖常见的表型是儿童早期的肥胖。患者通常在婴儿期或幼儿期就开始出现明显的体重增加，随着年龄的增长，BMI逐渐升高，通常表现为严重的肥胖（BMI Z评分＞+3 SD），且无法通过改变生活方式（控制饮食/运动等）等干预措施来控制体重。患者体内的脂肪分布不均，以腹部、臀部和大腿为主，而四肢相对较瘦。

6.4.1.2 贪食和食欲亢进

患者常出现强烈的食欲和贪食的现象，无法控制进食量。这与食欲调节失衡有关，由于瘦素缺乏或抵抗，下丘脑对食欲的调节失衡，导致食欲增加，食量增大，进一步加重肥胖。其特征是难以自主控制食物的摄入，即不可控地贪食，对饥饿、饱腹感和食物冲动的生理信号的感知发生改变。食物摄入的失控程度与年龄、生活方式、家庭背景（如父母/教育指导）相关，由于缺乏饥饿和饱腹感信号而导致嗜食，即摄入的食物量超过生理的需求，这种情况通常在婴幼儿期就开始出现。

6.4.1.3 神经系统异常

LEPTIN蛋白在中枢神经系统中发挥重要的调节作用，通过与受体结合来调节食欲和能量消耗。当*LEPTIN*基因缺陷时，神经系统无法正常识别脂肪含量的正常信号，导致神经系统的正常功能受到影响。这种影响可能表现为食欲异常，即患者难以控制食欲，对食物的渴求异常强烈；能量消耗减少，导致体重增加和肥胖症状；同时还可能出现行为异常，如冲动、易怒等。

6.4.1.4　内分泌代谢异常

（1）生长发育迟缓

LEPTIN 单基因肥胖患者常伴有生长发育迟缓，包括身高、体重、智力等方面的发育。这是由于瘦素对生长激素的分泌和生长激素受体的敏感性具有调节作用，瘦素功能缺陷导致生长发育受限。

（2）性腺功能减退

由于瘦素在激活下丘脑性腺轴中的关键作用，携带 *LEP* 基因突变的患者可表现为促性腺功能减退和青春期发育迟缓。女性患者可能出现月经不规律或闭经，男性患者可能出现性腺发育不全。

（3）高胰岛素血症

由于瘦素对胰岛素的分泌和敏感性具有调节作用，瘦素功能缺陷导致胰岛素分泌增加，血糖升高，胰岛素抵抗，最终可能发展为 2 型糖尿病。

（4）血脂异常和肝脂肪变性

LEPTIN 单基因肥胖患者常伴有血脂异常，如甘油三酯、胆固醇、低密度脂蛋白胆固醇水平升高，高密度脂蛋白胆固醇水平降低。此外，患者还可能出现肝脂肪变性，严重者可能导致肝硬化。

6.4.1.5　免疫系统异常

LEPTIN 基因缺陷会导致免疫系统出现异常的反应，包括炎症反应和免疫细胞功能异常。LEPTIN 是一种调节免疫反应的重要激素，它通过调节免疫细胞的增殖、迁移和功能来维持免疫系统的正常功能。当 *LEPTIN* 基因缺陷时，机体无法正常产生和分泌 LEPTIN 蛋白，导致免疫细胞对外部刺激的反应增强，出现过度的炎症反应。此外，*LEPTIN* 基因缺陷还可能导致免疫细胞功能异常，如 T 细胞和巨噬细胞的功能受损，从而影响机体的免疫反应。这些免疫系统的异常可能会增加患者有感染性疾病的风险。

6.4.1.6　其他的并发症

LEPTIN 单基因肥胖患者还可能出现其他的并发症，如高血压、冠心病、睡眠呼吸暂停等，部分患者可能出现记忆力减退的症状，可表现为焦虑、抑郁等情绪变化。

6.4.2　实验室检查与辅助检查

6.4.2.1　血清瘦素水平检测

方法原理：通过检测血清中的瘦素浓度，可以了解个体瘦素水平是否正常。血清瘦素水平与 BMI 和脂肪含量的百分比密切相关，因此可以作为诊断 *LEPTIN* 单基因肥胖的重要指标。

检测方法：采用酶联免疫吸附法进行检测。首先将待测血清与已知浓度的瘦素标准品和抗体混合，形成抗原—抗体复合物。然后加入酶标记的抗体，与抗原—抗体复合物结合。最后加入底物显色，根据颜色深浅来计算血清瘦素的浓度。

结果判定：若被检测个体血清瘦素的水平明显低于正常的范围，且伴有肥胖症状，则可能为*LEPTIN*单基因肥胖。

6.4.2.2　基因检测

方法原理：对肥胖个体的基因组进行测序，特别是针对*LEPTIN*基因的突变分析，可以直接发现是否存在基因突变。这些突变可能导致瘦素或其受体功能障碍，从而引起肥胖。检测*LEPTIN*基因突变可以帮助诊断*LEPTIN*单基因肥胖。

检测方法：采用聚合酶链式反应（PCR）及序列分析技术。首先提取待测个体的DNA，然后进行PCR扩增，将扩增产物进行序列分析，查找是否存在*LEPTIN*基因突变。

结果判定：若发现*LEPTIN*基因突变，且个体伴有肥胖症状，可以诊断为*LEPTIN*单基因肥胖。

6.4.2.3　下丘脑—垂体—肾上腺轴功能检测

方法原理：瘦素主要作用在下丘脑，影响食欲和能量代谢。检测下丘脑—垂体—肾上腺轴功能可以帮助判断瘦素信号是否正常传递。

检测方法：通过测定血浆中皮质醇和促肾上腺皮质激素的水平，评估下丘脑—垂体—肾上腺轴的功能。可采用放射性免疫法或酶联免疫吸附法进行检测。

结果判定：若下丘脑—垂体—肾上腺轴功能异常，且个体伴有肥胖症状，可能为*LEPTIN*单基因肥胖。

6.4.2.4　胰岛素抵抗检测

方法原理：瘦素与胰岛素抵抗密切相关，检测胰岛素抵抗有助于诊断*LEPTIN*单基因肥胖。

检测方法：采用口服葡萄糖耐量试验或胰岛素释放试验，计算胰岛素敏感指数。

结果判定：若胰岛素抵抗指数显著增高，且个体伴有肥胖症状，可能为*LEPTIN*单基因肥胖。

6.4.2.5　其他的辅助检查

体重指数（BMI）：计算公式为体重指数（BMI）=体重（kg）/身高（m）^{2}。BMI值越高，肥胖程度越严重。

脂肪含量的百分比：通过皮褶厚度测量或生物电阻抗分析等方法检测。

肝功能、血脂、血糖等指标：评估个体肥胖相关的代谢异常。

综上所述，通过血清瘦素水平检测、*LEPTIN*基因检测、下丘脑—垂体—肾上腺轴功能检测、胰岛素抵抗检测以及其他的辅助检查，可以综合判断个体是否存在 *LEPTIN* 单基因肥胖。实验室检查的方法为该疾病的诊断提供了有力的技术支持。在实际的临床工作中，医生需要根据患者的具体症状和辅助检查结果，综合分析并做出诊断。

6.4.3 诊断标准

LEPTIN 单基因肥胖是一种罕见的遗传性疾病，其特征是严重的肥胖和神经系统表现。以下将介绍该疾病的诊断标准，包括临床表现、实验室检查、基因检测等方面，旨在为这一罕见疾病的诊断和治疗提供参考。

6.4.3.1 临床表现

肥胖症状：患者通常表现为早期发病的严重肥胖，儿童期即可出现体重异常增加，成年后体重指数远高于正常人群。

体脂分布异常：脂肪分布不均，常表现为中心型肥胖，即腹部脂肪积聚明显。

食欲异常：患者可能有食欲亢进的表现，食物的摄入量增加。

生长发育异常：儿童患者可能出现生长发育迟缓。

内分泌异常：由于瘦素信号异常，可能伴有胰岛素抵抗、糖尿病、高血压、高血脂等代谢综合征的症状。

6.4.3.2 实验室检查

血清瘦素水平检测：正常人群中，血清瘦素水平与 BMI 和体脂百分比呈正相关。在瘦素单基因肥胖患者中，由于 *LEPTIN* 基因突变，血清瘦素水平可能低于正常的范围，或者虽然水平不低，但生物活性降低。

基因检测：通过分子生物学技术，如聚合酶链反应和基因测序，检测 *LEP* 基因是否存在突变。发现特定基因突变是确诊 *LEPTIN* 单基因肥胖的关键。

瘦素受体功能测试：可以通过体外实验评估瘦素与其受体的结合能力以及瘦素信号传导途径是否正常。

胰岛素敏感性测试：进行口服葡萄糖耐量试验或胰岛素释放试验，评估胰岛素敏感性，以判断是否存在胰岛素抵抗。

身体组成分析：采用生物电阻抗分析或双能 X 射线吸收法等方法，准确测量体脂百分比和脂肪分布。

6.4.3.3 标 准

早期发病的严重肥胖：儿童或青少年早期出现明显的体重增加和肥胖。

血清瘦素水平异常：血清瘦素水平低于正常的范围，或者瘦素水平正常，但生物活性降低。

基因突变：在 *LEP* 或 *LEPR* 基因中发现明确的致病突变。

食欲异常：存在食欲亢进或食物的摄入量增加。

代谢异常：伴有胰岛素抵抗、糖尿病、高血压、高血脂等代谢综合征的表现。

排除其他原因引起的肥胖：通过详细的病史询问和体检，排除其他可能导致肥胖的遗传性疾病、内分泌疾病或药物影响。

综上所述，*LEPTIN* 单基因肥胖的诊断需要综合临床表现、实验室检查和基因分析的结果。患者出现严重的早发性肥胖、生长发育迟缓、高胰岛素血症、血脂异常等症状时，应考虑 *LEPTIN* 单基因肥胖的可能性。确诊依赖于发现 *LEP* 基因的特定突变，并结合血清瘦素水平检测、身体组成分析和代谢功能评估。当患者符合以上多项诊断标准时，可以明确诊断为 *LEPTIN* 单基因肥胖。准确的诊断对于制定合适的治疗方案和预后评估至关重要。

6.4.4　鉴别诊断

6.4.4.1　与其他遗传性肥胖的鉴别诊断

（1）单纯性肥胖：是最常见的肥胖类型，通常是由于能量摄入过多和（或）能量消耗不足引起，不伴有明显的遗传或代谢异常，通常没有明确的基因突变和特定的遗传标志，患者的血清瘦素水平与BMI和体脂百分比成正比。而 *LEPTIN* 单基因肥胖患者由于基因突变，血清瘦素水平可能偏低或正常，但生物活性降低。

（2）Prader–Willi综合征：是由于父系 15 号染色体缺失或异常引起的遗传性疾病。患者通常在婴儿期表现出明显的肌张力低下和喂养困难，随着年龄的增长，出现严重的肥胖、智能障碍、性腺发育不全等症状。鉴别点在于Prader–Willi综合征患者通常伴有明显的智能障碍和特定的染色体异常。可以通过染色体分析或特定基因的甲基化检测来鉴别。

（3）Bardet–Biedl综合征：是常染色体隐性遗传病。患者除肥胖外，还具有视网膜病变、多指（趾）畸形、性腺发育不全等特征。鉴别诊断需要依赖临床表现和基因检测。在Bardet–Biedl综合征患者的基因检测中可以发现 *BCDIN1* 等基因突变。

（4）Alström综合征：是常染色体隐性遗传病。患者除肥胖外，还具有视力障碍、听力下降、糖尿病和心肌病等症状。可以通过临床表现和基因检测来鉴别。基因检测可以发现 *ALMS1* 基因突变。

（5）瘦素受体缺陷肥胖：由于 *LEPR* 基因突变导致的肥胖，与 *LEPTIN* 单基因肥胖的症状相似。患者的血清瘦素水平可能正常或升高，但瘦素受体功能异常，导致瘦素信号传导受阻。鉴别点在于瘦素受体功能检测和基因突变类型的差异。基因检测可以发现 *LEPR* 基因突变。

6.4.4.2　与内分泌疾病的鉴别诊断

（1）皮质醇增多症（库欣综合征）：是由肾上腺皮质激素分泌过多而引起的肥胖，患者通常表现为向心性肥胖、紫纹、高血压等症状。通过实验室检查可以发现尿液中 17–羟皮质类固醇水平升高，或进行小剂量的地塞米松来抑制试验可以鉴别。

（2）甲状腺功能减退症：甲状腺功能减退会导致代谢率降低，引起体重增加和水肿。通过检测血清中的甲状腺激素水平（T3、T4、TSH）可以鉴别。该病患者的体重增加通常伴有水肿、疲劳、皮肤干燥等症状。实验室检查可以发现血清 T3、T4 水平降低，TSH 水平升高。

（3）垂体功能减退症：由于垂体激素分泌不足而引起肥胖，患者可能表现为伴有其他激素缺乏的症状，如生长发育迟缓、性腺发育不全等。通过垂体功能测试和影像学检查可以鉴别。

（4）胰岛素瘤：是一种胰腺肿瘤，分泌过多的胰岛素导致低血糖和体重增加。患者可能出现反复的低血糖发作，伴有体重增加。通过实验室检查发现，血糖和胰岛素水平异常可以鉴别。

6.4.4.3 与其他代谢性疾病的鉴别诊断

（1）代谢综合征：是一组以胰岛素抵抗为核心表现的疾病群，患者通常表现为高血压、高血脂、糖尿病等症状。通过相关的生化指标检测可以鉴别。

（2）非酒精性脂肪性肝病：是由肝脏脂肪堆积引起的肝病，常见于肥胖患者。患者可能出现肝功能异常和肝脏影像学的改变。通过肝脏影像学检查和肝功能检测可以鉴别。

6.5 治疗策略与长期管理的方案

6.5.1 药物治疗

6.5.1.1 激素替代治疗

对于 *LEPTIN* 基因突变导致的瘦素缺乏的患者，可以采用重组瘦素（如 Metreleptin）替代治疗。Metreleptin 是一种瘦素类似物，于 2014 年获得美国食品药品监督管理局的批准，是先天性或获得性脂肪代谢障碍和相关合并症患者瘦素缺乏症的替代疗法。这种药物治疗可以减少食欲，增加机体能量的消耗，从而减轻体重。研究发现，在低瘦素水平的肥胖患者中，使用 Metreleptin 替代疗法，可使患者的体重显著减轻；同时，患者的总胆固醇及甘油三酯水平降低、空腹血糖水平降低、胰岛素敏感性增加。治疗期间，需要监测患者的体重、血糖和血脂等指标。

6.5.1.2 基因治疗

虽然目前的基因治疗仍处于研究阶段，但对于 *LEPTIN* 基因突变的患者，基因治疗可能是一个潜在的治疗策略。基因治疗的目标是修复或替换异常的基因，恢复瘦素的正常功能。

6.5.1.3　使用药物治疗并发症

针对 *LEPTIN* 单基因肥胖可能引起的并发症，如糖尿病、高血压和高血脂等，需要使用相应的药物进行治疗，如胰岛素增敏剂、降血压药物和降血脂药物。

6.5.2　非药物治疗

6.5.2.1　饮食管理

制订个性化的饮食计划，强调营养均衡，控制总能量的摄入。建议采用低脂、高蛋白、高纤维的饮食，避免高糖和高脂食物。

6.5.2.2　运动干预

鼓励患者进行有规律的有氧运动和力量训练，以提高能量消耗和改善代谢指标。运动计划应个体化，并根据患者的体能和健康状况进行调整。

6.5.2.3　心理支持

严重肥胖的患者可能遭受社会歧视和巨大的心理压力，因此，提供心理咨询和行为干预非常重要，帮助患者建立积极的生活态度和自我管理的能力。

6.5.2.4　生活方式干预

鼓励患者改变不良的生活习惯，如减少久坐的时间，增加日常的活动量，保证充足的睡眠等。

6.5.3　多学科团队协作管理

由于 *LEPTIN* 单基因肥胖涉及遗传、代谢、内分泌、营养、心理等多个领域，单一学科的干预往往难以达到最佳的治疗效果。多学科团队协作在 *LEPTIN* 单基因肥胖的长期管理中至关重要。

多学科团队由内分泌专家、营养师、运动医学专家、心理咨询师、儿科医生、遗传学家等组成，能够从不同的角度对患者的病情进行全面评估，确保诊断的准确性和治疗的个体化。内分泌专家负责评估患者的肥胖程度和相关的代谢指标，制定和调整药物治疗的方案；营养师为患者提供个性化的饮食建议，监督饮食计划的执行情况；运动医学专家制订和监督运动干预计划，评估运动效果；心理咨询师提供心理咨询和行为治疗，帮助患者应对心理压力和建立健康的饮食习惯；其他的专业人员，如糖尿病专家、心血管病专家等，根据患者并发症的情况，提供专业的建议。

早期的病因诊断可以使患者及其家庭更好地了解情况，并在医护人员、患者和他们的家庭之间建立信任的纽带，有利于调整饮食行为及控制体重。在患者的长期管理的方案中，需要定期监测患者的体重、BMI、腰围、血糖、血脂、血压等指标，评估治疗效果和并发症的风险，定期为患者及其家庭提供关于肥胖、饮食、运动和心理健康的教育和培训，根据患者的治疗反应和监测结果，及时调整治疗计划，包括药物剂量和饮食运动方案的修改。建立长期的随访机制，确保患者能够持续接受治疗和管理。同时，建立患者支持小组，定期组织活动，促进患者之间的交流和经验分享。

对于婴幼儿期起病的患者，需要儿科医生早期参与治疗和管理，关注患者的生长发育和营养状态。有研究发现，儿科管理后的无组织过渡是成年期肥胖加重的主要原因。因此，安排儿科医生和成人医生团队之间的过渡阶段也是十分重要的。

LEPTIN 单基因肥胖的治疗和长期管理是一个复杂的过程，需要多学科团队的协作和患者的积极参与。通过综合的治疗策略和长期管理的方案，可以有效地控制患者的体重和改善生活质量。

6.6　遗传咨询服务与家庭支持体系的建立

通过遗传咨询服务和家庭支持体系的建立，*LEPTIN* 单基因肥胖患者及其家庭可以获得更好的医疗服务和心理健康支持。同时，通过预防策略和早期筛查，可以帮助高危家庭降低患肥胖和相关并发症的风险。这将有助于提高 *LEPTIN* 单基因肥胖患者的生活质量，并促进整个家族的健康。

6.6.1　遗传咨询的策略与技巧

6.6.1.1　建立信任关系

遗传咨询师需要与患者和家庭建立信任关系，创造一个开放和支持性的沟通环境，让患者和家庭能够自由表达担忧和问题。

6.6.1.2　提供遗传信息

向患者及其家庭成员解释 *LEPTIN* 单基因肥胖的遗传模式、发病机制、临床表现和治疗方案等。确保他们理解遗传信息，并能够做出知情的决策。

6.6.1.3　评估心理需求

需要评估患者及其家庭成员的情绪和心理需求，提供心理支持和必要的心理咨询服务。

6.6.1.4　个性化咨询

根据患者的具体情况，提供个性化的遗传咨询服务，包括对家庭史的分析、对遗传风险的评估和关于生育选择的建议。

6.6.1.5 教育和支持

为患者及其家庭成员提供关于肥胖、饮食、运动和心理健康的教育和支持，帮助他们建立健康的生活方式和应对策略。

6.6.2 高危家庭的预防与筛查

6.6.2.1 家族史收集

通过问卷调查或面对面访谈，详细询问家族史，收集家族成员的健康状况、肥胖情况、生育史等信息，了解家族中是否存在 *LEPTIN* 单基因肥胖或其他的遗传性肥胖病例，评估遗传风险。

6.6.2.2 遗传检测

对家族成员进行 *LEPTIN* 基因的检测，可以使用基因测序或基因芯片等技术，确定是否存在致病突变，以便进行早期干预和治疗。

6.6.2.3 预防策略

根据遗传检测结果和家族史，为高危家庭提供个性化的预防策略，包括健康饮食、规律运动、避免吸烟和饮酒等。例如，如果家族中有 *LEPTIN* 单基因肥胖病例，可以建议其他家族成员保持健康的饮食和生活方式，定期进行体检，以降低肥胖和相关并发症的风险。

6.6.2.4 早期筛查

对高危家族成员进行定期的肥胖和相关代谢指标的筛查，如 BMI、血糖、血脂等，以便及时发现和治疗与肥胖相关的代谢并发症。

6.6.2.5 教育和支持

为高危家庭提供关于肥胖和遗传性肥胖的教育和支持，帮助他们了解疾病的遗传背景，并建立健康的饮食、生活方式和正确的心理应对策略。例如，可以提供营养咨询、运动指导、心理支持等服务，帮助患者和家庭应对肥胖带来的挑战。

6.7 病例分享

6.7.1 病例 1

患者，女，24 岁，38 周顺产，出生时体重和身高正常，生后体重逐渐增加，在 14 岁时 BMI 达到 $40kg/m^2$。16 岁时，患者的体重达到 120kg，BMI 为 $53kg/m^2$，行胃袖状切除术后，体重下降至 100kg。但在过去的 5 年里，尽管采取了低脂、低糖等饮食干预方法，以及保持有规律的运动（每天步行 60 分钟以上）进行体重管理，体重仍逐渐增加到 141kg。

家族史：父亲 52 岁，体重 70kg，身高 170cm（BMI 24.2kg/m²）；母亲 48 岁，体重 72kg，身高 154cm（BMI 30.4kg/m²）；姐姐 27 岁，体重 68kg，身高 168cm（BMI 24.1kg/m²）。弟弟 17 岁，体重 50kg，身高 150cm（BMI 22.2kg/m²）。

体格检查：血压 109/72mmHg，心率 69 次/分，呼吸 18 次/分，体温 36.1℃，体重 143.9kg，身高 149.7cm，腰围 152cm，BMI 64.2 kg/m²，重度肥胖，无认知或运动缺陷，智力一般，左眼中度斜视，轻度多毛症，对称性胸部覆盖丰富的痤疮，心律正常（无杂音），丰富的脂膜脂肪，乳房 B5 期，阴毛 PH5 期，下肢毛细血管扩张，指端弯曲，指甲发育不全。

血生化结果：空腹葡萄糖 77mg/dL，胰岛素 19.9μIU/mL，高密度脂蛋白胆固醇 43mg/dL，甘油三酯 327mg/dL，糖化血红蛋白 6.6%，雌二醇 19.9pg/mL（12.5 ~ 166 pg/mL），卵泡刺激素 6.58mU/mL（5.8 ~ 21mU/mL），黄体生成素 2.71mU/mL（1.1 ~ 11.6mU/mL），催乳素 4.89mU/mL（1.39 ~ 24.2mU/mL），促甲状腺素 0.84mU/mL（0.4 ~ 4mU/mL）。

垂体 MRI 正常。进一步行瘦素基因组 DNA 测序，结果显示：该患者瘦素基因纯合突变 c.350G > T（p.Cys117Phe）。

6.7.2 病例 2

患儿，男，3 岁，身高 86cm，体重 38kg，BMI 51kg/m²，患有严重的早发性肥胖。患儿出生的体重为 3.5kg，在 2 月龄时发现食欲亢进，体重迅速增加，在 2 岁时体重达 17.5kg。患儿的姐姐 7 岁，身高 155cm，体重 67.5kg，BMI 28.1kg/m²，足月出生，出生体重 4.5kg，自出生起即发现食欲亢进。

查体：脸颊饱满下垂，手指呈梭形，有发育延迟的表现，其余无特殊体征。实验室检查：血清瘦素水平非常低，伴有高胰岛素血症。血清甲状腺激素、皮质醇、催乳素、胆固醇和血浆促肾上腺皮质激素均正常。超声检查提示脂肪肝。对 *LEP* 基因编码区的直接测序显示，该患者及其姐姐均为错义突变 N103K 的纯合子，这种突变是由于天冬酰胺（AAC）在密码子 103 处被赖氨酸（AAA）取代所致。患儿的父母均为该突变的杂合子。

参考文献

AHMAD N N, BUTSCH W S, AIDAROUS S. Clinical management of obesity in women: addressing a lifecycle of risk. Obstetrics and Gynecology Clinics of North America, 2016, 43（2）: 201–230.

ALLISON M B, MYERS M G J R. 20 years of leptin: connecting leptin signaling to biological function. Journal of Endocrinology, 2014, 223(1): 25–35.

BUETTNER C, POCAI A, MUSE E D, et al. Critical role of STAT3 in leptin's metabolic actions. Cell Metabolism, 2006, 4(1): 49–60.

CARON A, DUNGAN LEMKO H M, CASTORENA C M, et al. POMC neurons expressing leptin receptors coordinate metabolic responses to fasting via suppression of leptin levels. ELife, 2018, 7: e33710.

CHAKHTOURA M, HABER R, GHEZZAWI M, et al. Pharmacotherapy of obesity: an update on the available medications and drugs under investigation. E Clinical Medicine, 2023, 58: 101882.

CLéMENT K, MOSBAH H, POITOU C. Rare genetic forms of obesity: from gene to therapy. Physiology & Behavior, 2020, 227: 113134.

DE CANDIA P, PRATTICHIZZO F, GARAVELLI S, et al. The pleiotropic roles of leptin in metabolism, immunity, and cancer. Journal of Experimental Medicine, 2021, 218(5): e20191593.

DUBERN B, MOSBAH H, PIGEYRE M, et al. Rare genetic causes of obesity: diagnosis and management in clinical care. Annales d'endocrinologie, 2022, 83(1): 63–72.

FDA MYALEPT(metreleptin) for injection for subcutaneous use. [2025–02–26].https://wwwaccessdatafdagov/drugsatfda_docs/label/2014/125390s004lblpdf.

FRUHWüRTH S, VOGEL H, SCHüRMANN A, et al. Novel insights into how overnutrition disrupts the hypothalamic actions of Leptin. Frontiers in Endocrinology, 2018, 9: 89.

FUNCKE J B, VON SCHNURBEIN J, LENNERZ B, et al. Monogenic forms of childhood obesity due to mutations in the leptin gene. Molecular and Cellular Pediatrics, 2014, 1(1): 3.

GLAUM S R, HARA M, BINDOKAS V P, et al. Leptin, the obese gene product, rapidly modulates synaptic transmission in the hypothalamus. Molecular pharmacology, 1996, 50(2): 230–235.

GROVER A, QUAYE E, BRYCHTA R J, et al. Leptin decreases energy expenditure despite increased thyroid hormone in patients with lipodystrophy. Journal of Clinical Endocrinology and Metabolism, 2021, 106(10): e4163–e4178.

HAN J C, RASMUSSEN M C, FORTE A R, et al. Management of monogenic and syndromic obesity. Gastroenterology Clinics of North America, 2023, 52(4): 733–750.

LOOS R J F, YEO G S H. The genetics of obesity: from discovery to biology. Nature Reviews Genetics, 2022, 23(2): 120–133.

MAZEN I, EL–GAMMAL M, ABDEL–HAMID M, et al. A novel homozygous missense mutation of the leptin gene(N103K)in an obese egyptian patient. Molecular Genetics and Metabolism, 2009, 97(4): 305–308.

METLAKUNTA A, HUANG W, STEFANOVIC–RACIC M, et al. Kupffer cells facilitate the acute effects of leptin on hepatic lipid metabolism. American Journal of Physiology Endocrinology and Metabolism, 2017, 312(1): 11–18.

MONTAGUE C T, FAROOQI I S, WHITEHEAD J P, et al. Congenital leptin deficiency is associated with severe early–onset obesity in humans. Nature, 1997, 387(6636): 903–908.

MüNZBERG H, MORRISON C D. Structure, production and signaling of leptin. Metabolism: Clinical and Experimental, 2015, 64(1): 13–23.

PEREIRA S, CLINE D L, GLAVAS M M, et al. Tissue–specific effects of leptin on glucose and lipid metabolism. Endocrine Reviews, 2021, 42(1): 1–28.

POITOU C, MOSBAH H, CLéMENT K. Mechanisms in endocrinology: update on treatments for patients with genetic obesity. European Journal of Endocrinology, 2020, 183(5): 149–166.

ROSENBERG A G W, PATER M R A, PELLIKAAN K, et al. What every internist–endocrinologist should know about rare genetic syndromes in order to prevent needless diagnostics, missed diagnoses and medical complications: five years of internal medicine for rare genetic syndromes. Journal of Clinical Medicine, 2021, 10 (22): 5457.

VAN ALEWIJK L, DAVIDSE K, PELLIKAAN K, et al. Transition readiness among adolescents with rare endocrine conditions. Endocrine Connections, 2021, 10 (4): 432–446.

WAUMAN J, ZABEAU L, TAVERNIER J. The leptin receptor complex: heavier than expected?Frontiers in endocrinology, 2017, 8: 30.

YUPANQUI–LOZNO H, BASTARRACHEA R A, YUPANQUI–VELAZCO M E, et al. Congenital Leptin deficiency and leptin gene missense mutation found in two colombian sisters with severe obesity. Genes, 2019, 10 (5): 342.

ZHANG Y, PROENCA R, MAFFEI M, et al. Positional cloning of the mouse obese gene and its human homologue. Nature, 1994, 372 (6505): 425–432.

CHAPTER 7

第 7 章
其他的儿童肥胖罕见疾病

（周雪莲）

7.1 其他的遗传性肥胖综合征

7.1.1 基因印记障碍相关肥胖综合征

基因印记是哺乳动物特有的现象，会导致少量基因的亲本特异表达。印记基因的遗传模式是父系或母系显性遗传。人类通常从母亲继承基因的一个拷贝，从父亲继承基因的一个拷贝。大多数基因的两个拷贝在所有的细胞中是活跃的，但对于其中的某些基因，只有从父亲继承的拷贝（父本拷贝）才有效，而对于其他基因，只有从母亲继承的拷贝（母本拷贝）才有效。这些基于基因起源导致的激活差异是由一种称为基因印迹的现象引起的。正常的情况下，机体通过启动子甲基化或组蛋白修饰等方式（印记）使父本或母本拷贝激活或失活，突变后（失去印记），该基因的表达丧失或异常表达，从而致病。

印记基因通常以簇的形式存在，并受到印记控制区（imprinting control area，ICR）的调节，这些ICR表现出在种系发育过程中获得的亲本特异性DNA甲基化。受精后，尽管有大量表观遗传重编程，但ICRs的配子仍然维持特异性DNA甲基化。这种独特的DNA甲基化的维持可通过ICR特异性识别包含KRAB型锌指蛋白ZFP57和ZFP445以及维持DNA甲基转移酶DNMT1来解释。ICR的缺失或异常DNA甲基化会导致簇中多个基因的印记受到干扰。由于印记基因来源于一个亲本等位基因表达，杂合突变亦可导致异常的表型甚至致死。已报道的人类印记疾病包含杂合突变、大或小缺失、单代二体和ICR表观突变（双等位基因缺失或DNA甲基化获得）。人类印记障碍的疾病包括Albright遗传性骨营养不良（albright hereditary osteodystrophy，AHO）、Beckwith Wiedemann综合征（BWS）、Silver–Russell综合征（SRS）、Prader–Willi综合征（PWS）、Angelman综合征（AS）、Temple综合征和Kagami–Ogata综合征（KOS）。其中，PWS、AHO和Temple综合征常合并肥胖及内分泌代谢障碍，本章节主要介绍AHO和Temple综合征。

7.1.1.1 Albright遗传性骨营养不良

（1）临床表现

Albright遗传性骨营养不良（AHO；OMIM #300800）是假性甲状旁腺功能减退症及假–假性甲状旁腺功能减退症的典型的体格表现，包括圆脸（约92%）、身材矮小（80%）、短指（68%短掌、50%短指、43%短趾）、颅骨增厚（62%）、异位骨化（56%）和肥胖（50%）。皮下钙化（55%）、牙齿发育不全（51%）、白内障和带状角膜病变（44%）也很常见，可能是长期低钙血症的后果；认知障碍的发生率不高。临床上，患儿多因低钙手足搐搦或抽搐就诊。

假性甲状旁腺功能减退症（pseudo hypo parathyroidism，PHP）是一种罕见的遗传性疾病，发病率为（3.4～11）/100万，男女患病率的比例约为1∶2，其特点是靶器官抵抗或对甲状旁腺激素无反应，导致低钙血症、高磷血症和循环甲状旁腺激素增加。PHP通常分为1型、2型，其中，PHP1型根据AHO特征和Gsα活性又分为1a、1b或1c。此外，少数的肢端发育不全（由 PRKAR1A 突变所致的ACRDYS1和由PDE4D突变所致的ACRDYS2）病例也具有类似的生化改变，被认为是PHP2型的变异。假–假性甲状旁腺功能减退症（pseudo–pseudo hypo parathyroidism，PPHP）是具有AHO体征，但生化指标正常。其中，PHP1a、1c和假性PHP均具有AHO体征，并由 GNAS 基因变异所致。GNAS 基因突变受印记影响，可产生4种不同的转录本，编码5种蛋白质：Gsα、A/B、XLαS、GNαS–AS1（父系表达）和NESP55（母系表达）。PTH及甲状旁腺激素相关蛋白（PTHrP）在细胞表面结合后，G蛋白偶联型PTH /PTHrP受体类型1（PTHR1）激活三聚体Gs蛋白，G蛋白α亚基上的GDP被GTP替代，Gsα蛋白从与β、γ亚基组合的复合体中脱出，刺激环磷酸腺苷（cAMP）的产生和蛋白激酶（PKA）的生成，通过Gsα/cAMP/PKA完成PTH生物学作用（图7.1）。Gsα广泛表达并在多种激素的调节中发挥作用，因此，在PHP1a和1c患者中也可观察到对其他的激素，如促甲状腺激素（TSH）、生长激素释放激素（GHRH）和促性腺激素的抵抗，而PHP1b仅局限于肾脏。PHP及PPHP的临床分型见表7.1。

表7.1 PHP及PPHP的临床分型及病因

分型		遗传模式	染色体定位	病因	AHO体征	其他激素抵抗
PHP	PHP1a	AD	20q13.32	GNAS突变，母源性印记	有	有
	PHP1b	AD/散发	20q13.32	GNAS上游甲基化异常，母源性印记/散发，肾脏甲状旁腺激素抵抗	无	极少
	PHP1c	AD	20q13.32	GNAS	有	有
	PHP2	散发	不明	受体后缺陷	无	无
	ACRDYS1	AD	17q24.2	PRKAR1A	无	可有
	ACRDYS2		5q11.2～q12.1	PDE4D		
PPHP		AD	20q13.32	GNAS突变，父源性基因印记	有	无

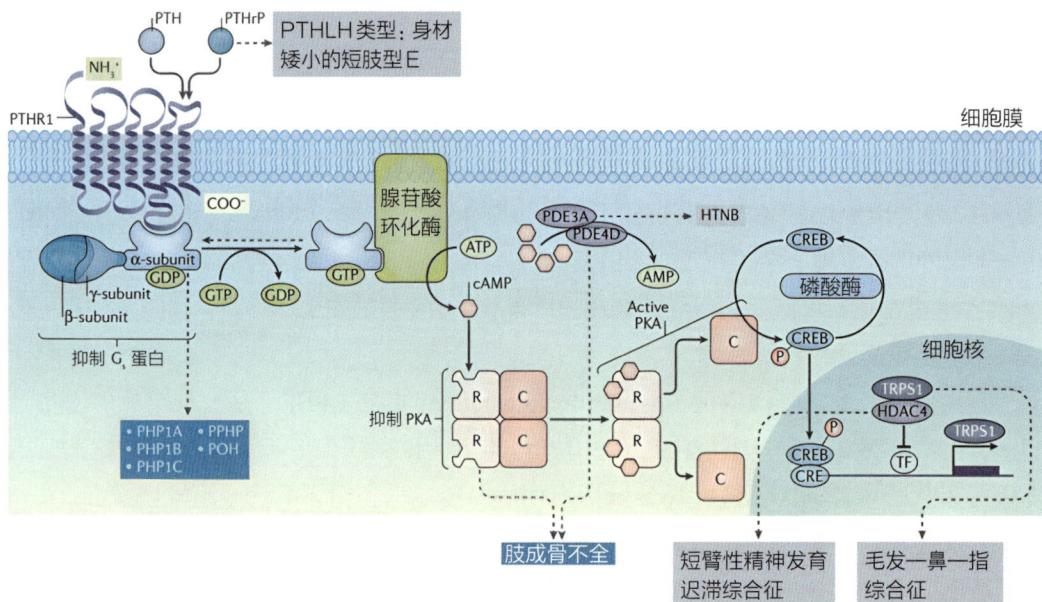

图 7.1　PTH-PTHrP 信号通路在 PHP 及相关疾病中的分子机制图［图片来源：MANTOVANI G, BASTEPE M, MONK D, et al. Diagnosis and management of pseudohypoparathyroidism and related disorders: first international consensus statement. Nature Reviews Endocrinology, 2018, 14 (8): 476-500. ］

（2）诊断与鉴别诊断

临床上，患儿多因血钙低而表现为反复手足搐搦、抽搐，同时结合圆脸、身材矮小、短指、异位骨化、肥胖等典型的 AHO 体征，进一步完善血清钙、磷、PTH 水平的检测，必要时行 *GNAS* 基因检测，可早期明确诊断。但仍需与进行性骨发育异常（progressive osseous heteroplasia，POH）、ACRDYS1（*PRKAR1A* 突变所致的肢端发育不全）和 ACRDYS2（*PDE4D* 突变所致的肢端发育不全）相鉴别，详见表 7.2。

表 7.2　PHP 相关疾病的临床特征及鉴别要点

临床特征	PHP1a	PHP1b	PPHP	POH	ACRDYS1	ACRDYS2
生长发育	身材矮小	巨大儿、成年身高正常	小于胎龄儿、身材矮小	小于胎龄儿	小于胎龄儿、身材矮小	小于胎龄儿、身材矮小
肥胖	早发	早发	正常	正常	存在	存在
短指	70%～80%	15%～33%	＜30%	少见	97%	92%
骨龄提前	70%～80%	15%～33%	不明	不明	100%	100%
异位骨化	30%～60%	0～40%	18%～100%	100%	0	0
甲状旁腺激素抵抗	100%	100%	少见、轻度	无	100%	29%
促甲状腺激素抵抗	100%	30%～100%	少见、轻度	无	～100%	16%
神经系统	认知障碍、颅内钙化	颅内钙化	不明	不明	不明	认知障碍
性腺	促性腺激素抵抗	正常	正常	不明	个案性腺解剖结构异常	不明

（3）治疗

急性低钙血症的处理：治疗原则为补充钙剂和活性维生素D，同时纠正低镁血症。治疗目标为将血钙升至正常低值或略低，缓解临床症状和低血钙的并发症，同时避免治疗后继发的高钙血症和高钙尿症。对于低钙抽搐者，以 10% 葡萄糖酸钙 1～2mL/kg 缓慢静脉推注，必要时重复使用，平时的钙剂及骨化三醇按常规的维持量补充。

长期管理：PHP 患者应有规律地口服钙剂、活性维生素D或其类似物以及普通维生素D，以实现减轻低钙血症所产生的症状，维持血钙在正常的范围，维持血磷在正常或略高的范围，避免或减少高尿钙的发生，维持钙磷乘积在 $55mg^2/dL^2$ 或 $4.4mmol^2/L^2$ 以下，防止肾脏等软组织的异位钙化（如肾结石或肾钙质沉积）的治疗目标。每日补充元素钙 500～100mg，骨化三醇 0.25～2μg/d，同时注意补充普通维生素D，建议将 25-O-HD 维持在 75nmol/L 以上。

此外，对合并矮小的儿童可排除禁忌证后给予GH治疗；肥胖患儿需定期评估包括口服糖耐量在内的代谢指标，先进行生活行为方式干预，必要时给予相应的药物治疗。对合并认知障碍及继发性癫痫的患儿，建议前往神经内科及康复科专科治疗。

7.1.1.2 Temple 综合征

（1）临床表现

Temple 综合征（Temple syndrome，TS）是由人类染色体 14q32 上单个印记簇内基因缺失或过度表达引起的印记疾病，最常见于母本UPD14 或父本染色体上的表观突变/缺失。TS 儿童的主要特征是低出生体重、喂养问题、肌张力减退和运动延迟、轻度面部畸形、身材矮小、性早熟和肥胖。

肌张力减退与生命早期喂养不良和吸吮反射有限有关。低出生体重是由于宫内生长受限，且大部分的TS患儿出生后的生长迟缓仍持续存在。面部畸形从轻度到中度不等，新生儿期可能不典型，婴儿期以额骨隆起、小颌畸形、倒三角脸常见，可随年龄的增长而变得明显。部分患儿可合并骨骼系统畸形，如小手和（或）小脚、弯曲指和关节过度活动等。TS患儿发育迟缓的临床异质性较大，可从处于正常的范围到严重落后。运动发育迟缓通常表现为行走延迟，儿童可能会出现语言发育迟缓和（或）智力障碍。内分泌异常普遍存在，大多数的TS患者会出现性早熟、需要促性腺激素释放激素激动剂治疗（GnRHa）治疗；躯干肥胖最早在 4～6 岁时出现，可伴有糖尿病和高胆固醇血症等代谢合并症。

（2）诊断与鉴别诊断

Temple 综合征患儿早期的临床表现不典型，面部畸形、肌张力低下等症状或体征常不容易被家长识别，大多数的患儿因生长迟缓或性早熟问题就诊。临床诊断依赖于详细的病史询问及体格检查，对存在低出生体重、喂养问题、肌张力减退和运动延迟、特殊面容及骨骼畸形、身材矮小、性早熟和肥胖的儿童，可进一步完善甲基化检测以明确诊断。

Temple综合征患儿因出生后肌张力低下、喂养困难、身材矮小、肥胖及特殊面容，需与Kagami–Ogata 综合征、Silver–Russell综合征以及Prader–Willi综合征等相鉴别（主要的临床特点见表7.3）。

表 7.3　Temple 综合征的临床特征及鉴别诊断

类别	Temple综合征	Kagami–Ogata综合征	Silver–Russell综合征	Prader–Willi综合征
分子机制	染色体 14q32 基因印记异常	染色体 14q32 基因印记异常	11p15 染色体甲基化缺失	染色体 15q11.2 ～ q13 区域基因印记异常
产前/围生期	羊水过少、早产、宫内生长受限、小于胎龄、小胎盘、胎动减少	羊水过少、早产、脐膨出、胎盘肿大、巨大儿、围生期呼吸窘迫	发育迟缓、小于胎龄、围生期低血糖	胎动减少
消化系统	喂养问题	喂养问题、脐膨出、直肠分离、腹股沟疝气	喂养困难、反流性食管炎	喂养问题
生长发育	矮小、性早熟	矮小	矮小	矮小、青春期延迟
神经系统	肌张力低下、运动延迟、言语延迟、智力障碍	肌张力低下、言语延迟、运动延迟、轻度智力障碍	可合并运动、认知及语言发育迟缓、学习障碍	肌张力低下、运动延迟、言语延迟、智力障碍
特殊面容	头围异常、三角头畸形、小颌畸形、高腭弓、鼻梁凹陷、宽鼻、鼻孔前倾、短人中、内眦赘皮	额头隆起伴多毛、鼻梁凹陷、鼻孔前倾、人中突出、脸颊饱满、小颌畸形、短颈	头围相对偏大、前额宽阔突出、尖下颌、三角形脸、齿列不齐、耳位低、咖啡牛奶斑	窄脸、前额窄凸、长颅、单眼皮、杏仁眼、斜视、窄鼻梁、薄上唇、嘴角下垂、小嘴、小下颌、肤色白、发色较淡、耳畸形
脊柱四肢	小手和/或小脚、弯指、关节过度活动、身体不对称、脊柱后侧凸	关节挛缩、脊柱后侧凸	躯体偏身不对称，如两侧肢体长度不一致、小指侧弯畸形等	小手和（或）小脚、脊柱侧弯、骨质疏松、髋关节发育不良、足外翻、下肢平衡异常
内分泌系统	肥胖、2型糖尿病、高胆固醇血症等	罕见	部分可合并生长激素缺乏、成年期肥胖等代谢性疾病的风险增加	食欲异常旺盛、肥胖及相关代谢障碍问题突出；部分患儿合并生长激素、甲状腺激素缺乏、性腺激素分泌不足
泌尿生殖系统	罕见	罕见	尿道下裂、隐睾和马蹄肾	男童隐睾、阴茎短小，女生出现小阴唇与阴蒂
呼吸系统	罕见	小钟形胸、衣架肋、胸壁狭窄	罕见	肥胖低通气综合征、睡眠呼吸暂停
心血管系统	罕见	先天性心脏病	罕见	罕见

（3）治疗

目前尚缺乏针对Temple综合征的特异性的治疗手段，对生后肌张力低下、喂养困难、发育迟缓的儿童，可根据情况选择相应的分子学检测手段以早期明确诊断，进而针对各系统症状采取对症支持治疗。针对生后肌张力低下、喂养困难、运动语言及智力发育落后，进行相应的康复训练；针对矮小，可采用生长激素治疗；针对性早熟儿童，可予以GnRHa

治疗；肥胖及相关代谢问题主要通过生活行为方式干预，必要时给予相应的药物治疗。此外，分子诊断可协助预后判断，通过遗传性咨询实现优生优育。

7.1.2 单基因肥胖综合征

7.1.2.1 Cohen综合征

（1）临床表现

Cohen综合征（OMIM #216550）最早由 M.Michael Cohen Jr发现并命名，是一种世界范围内罕见的综合征，但在芬兰人、日本人、白种人、俄亥俄州阿米什人、黎巴嫩人和犹太人中的发病率较高，目前全球报道累计100余例。Cohen综合征是由染色体8q22.2上的液泡蛋白分选13同源物B（vacuolar protein sorting 13 homolog B，VPS13B，又称为COH1）基因的常染色体隐性突变所致。VPS13B是一种跨膜蛋白，在细胞内囊泡介导的蛋白质运输和分类中发挥作用，并在眼睛、血液系统和中枢神经系统的发育和功能中发挥作用。因此，Cohen综合征的临床表现涉及全身多个系统，常伴有肥胖、肌张力低下、认知功能障碍，以及颅面、眼部和肢体异常，中性粒细胞减少等特征。

围生期： 50%左右的患者的胎儿活动减少，大多为足月出生，但出生体重和身长通常在第10～25个百分位数。肌张力低下是婴儿期的显著特征，并可能导致严重的呼吸和喂养困难。部分病例报道显示，Cohen综合征患儿的哭声高调，可能继发于喉部异常。

内分泌系统： Cohen综合征多伴有躯干肥胖，表现为腰围增加显著，部分患者的BMI正常。这种特征性脂肪积累增加是由于缺乏VPS13B的前脂肪细胞分化为脂肪储存细胞所致。在分化的早期阶段，细胞对胰岛素的反应增强，导致特定脂肪形成基因的加速表达。此外，已报道的Cohen综合征的内分泌问题包括促性腺激素缺乏、生长激素缺乏、胰岛素抵抗、非胰岛素依赖型糖尿病、血脂异常、代谢综合征和隐睾等，青春期延迟多见，但亦有性早熟的病例报道。

生长发育： 可伴有低出生体重和身材矮小。Cohen综合征患儿常伴有一定程度的运动及语言发育迟滞，所有的患者均存在一定程度的智力障碍，约22%的患者存在严重的发育迟缓。患儿有社交紊乱、性格开朗、声音高亢，部分患儿可能符合自闭症谱系障碍的诊断标准。

颅面异常： Cohen综合征典型的面部特征包括小头畸形、下斜睑裂、波浪形睑裂、眼距宽、眉毛及头发浓密、睫毛长而浓密、发际线低、人中短、上中切牙突出、上唇短、上颌发育不全、小下颌、上颚高而窄、鼻根突出、耳垂厚而折叠不良或小或缺失耳小叶。除了特征性突出的上切牙外，患者还可能出现早期牙周破坏、广泛的牙槽骨丢失，并且常携带与牙周炎相关的病原体。Cohen综合征患儿的特征性颅面畸形和突出的上门牙可能导致气道管理困难，手术麻醉前需多学科评估，做好与困难气道相关的准备。

眼科： 眼睛病变类似于色素性视网膜炎，其他包括视网膜斑驳色素沉着、小眼球、小角膜、斜视、散光、浅前房、瞳孔反应迟缓、视网膜变性、牛眼黄斑病、视神经萎缩、脉络膜视网膜营养不良、视盘周围萎缩、皮质晶状体混浊、晶状体半脱位、视野狭窄、眼球突出、圆锥角膜、夜盲、下斜睑裂、上睑下垂和缺损、急性闭角型青光眼等。视网膜营养不良的变化是进行性的，最终的视力可能仅限于数手指和光感知。视网膜电图经常显示反应减弱或消失。近视多为屈光型，角膜、晶状体屈光力较高导致角膜、睫状体、虹膜发育不全、萎缩，进而导致虹膜、悬带松弛、球形晶状体等。Cohen综合征患儿的视力随年龄的增长而逐渐恶化，早期就会出现进行性高度近视，通常在2岁时就需要佩戴矫正镜片。

血液系统：中性粒细胞减少是Cohen综合征的常见特征，通常从出生时就存在，轻度至中度、非周期性且非致命性的，但可能会出现反复感染、口疮性溃疡以及慢性或复发性牙龈炎。

神经系统：有运动不协调或"笨拙"、腱反射活跃和肌肉张力减退，部分患儿可出现小脑发育不全、癫痫发作。

心血管系统：心脏缺陷包括随年龄增长的左心室功能下降、瓣膜缺陷（例如二尖瓣脱垂和二尖瓣反流）、血管缺陷（包括降主动脉扩张）、心脏收缩期杂音、ST段异常（ST段压低、T波倒置）、原发性高血压和肺动脉高压。

肌肉骨骼：大部分的Cohen综合征患儿的手脚细长。在新生儿期出现肌张力低下，1岁左右变得明显，后期可能会出现痉挛。其他的肌肉骨骼畸形，如肘外翻、膝外翻、扁平足、脊柱后凸、脊柱侧凸、韧带松弛和关节过度活动，多继发于肌肉张力减退。此外，还可伴有掌横纹、鱼际和小鱼际发育不全、轻度并趾、第一和第二脚趾之间的间隙过大。

（2）诊断与鉴别诊断

Cohen综合征的临床表型具有广泛的异质性，早期诊断具有挑战性。目前，国际上的诊断标准尚无普遍共识。有研究者提出至少存在3项主要标准（智力障碍、身材矮小、肌张力低下、小头畸形、脉络膜视网膜营养不良和手脚狭窄）和1项次要标准（躯干肥胖、中性粒细胞减少、近视或面部异常），即可临床诊断Cohen综合征。亦有学者提出，具有8项临床标准中的6项〔发育迟缓、小头畸形、典型科恩综合征面部表型、四肢纤细的躯干肥胖、过度的社交行为、关节过度活动、高度近视和（或）视网膜营养不良以及中性粒细胞减少症〕的患者可在临床上被诊断，满足5个或更少标准的患者可考虑Cohen样综合征。对临床高度怀疑Cohen综合征的患儿，有条件建议进行遗传性检测以明确诊断。

Cohen综合征的临床表现变异大，早发性肌张力低下伴肥胖表型，需与PWS鉴别；早发性肥胖与患视网膜病变，需与BBS及Alström综合征鉴别；粒细胞减少、反复感染、特殊面容，需与免疫缺陷进行鉴别。

（3）治疗与随访

Cohen综合征尚无根治性的治疗手段，早期诊断十分重要。独特的面部畸形是诊断的主要线索，对于出现早发性肌张力低下、中性粒细胞减少和整体发育迟缓、视力障碍和色素性视网膜病变的幼儿应进一步进行分子学诊断。对于肌张力低下、发育行为异常的儿童，应启动物理治疗和职业治疗，解决运动迟缓、肌张力减退以及言语/行为治疗。针对视力障碍，应早期矫正视力缺陷，但对色素性视网膜病的进展尚无有效的控制手段；对于严重视力障碍的患儿，应早期规划盲文教育。粒细胞减少后患者易反复感染，抗感染治疗的同时，部分患儿可能需要重组人粒细胞集落刺激因子（rHG–CSF）。针对矮小，可采用生长激素治疗；针对肥胖及相关的代谢问题，主要通过生活行为方式干预，必要时给予相应的药物治疗。

Cohen综合征确诊后需要多学科管理，患者应定期进行详细的眼科检查，以评估屈光不正或视网膜营养不良。定期监测全血细胞计数、脑部MRI、心脏超声检查。对已出现肥胖的患儿，每年需监测血压、脂质代谢参数、空腹血糖水平和糖化血红蛋白。根据病情，定期进行口服葡萄糖耐量测试及体成分分析。随访期间，应注意中性粒细胞减少症、牙列不良和喂养困难引起的并发症，同时注意手术期间对困难气道的管理。

7.1.2.2 Borjeson–Forssman–Lehmann综合征

（1）临床表现及发病机制

Borjeson–Forssman–Lehmann 综合征（BFLS）是由*PHF6*基因突变引起的X连锁隐性遗传疾病，临床特点表现为身材矮小、肥胖、性腺功能减退、张力减退、智力障碍、独特的面部特征、肉耳、手指和脚趾异常。BFLS是罕见的，目前全球报道不足100例。发病机制是由于正常的神经元迁移过程中*PHF6*基因信号传导缺陷而导致神经元定位失调，*PHF6*表达或蛋白质稳定性丢失或降低，从而导致神经发育和造血相关基因的转录调控受损所致。本病为X连锁隐性遗传，患者多为男性，但BFLS具有不完全隐性遗传，女性也可能受到*PHF6*杂合变异的影响，临床表型包括中度至重度智力障碍、特征性面部畸形、牙齿、手指和脚趾异常以及线性皮肤色素沉着。女性的临床表型与变异的严重程度、X失活模式和功能嵌合体存在相关性。

此外，*PHF6*基因突变与急性T细胞淋巴细胞白血病和急性髓性白血病大发病相关，但目前的分子机制尚不明确。目前报道的病例的临床表现汇总如下。

神经系统：智力障碍、癫痫发作、肌张力低下、共济失调、语言发育迟缓、行为问题、社交困难。

内分泌系统：身材矮小、躯干肥胖、性腺功能减退、生殖器发育不良、男性乳房发育、睾酮水平低。

骨骼系统：手指纤细、脚趾短、脚宽、脊柱侧凸、脊柱后凸。

颅面五官：五官粗、耳大、肉质耳垂、眼睛深陷、眶上脊突出、鼻梁宽、嘴唇厚、牙齿咬合不正、牙列拥挤，部分患儿有听力障碍、斜视、眼球震颤、近视、散光等。

（2）诊断与治疗

BFLS的临床表型的异质性较大，尤其是女性患儿，早期诊断困难。对于有智力障碍、发育迟缓、癫痫发作、身材矮小、躯干肥胖、性发育不良、男性乳房发育以及特殊面容的患儿，尤其是有男性患儿家族史者需高度怀疑本病，但需与MORM综合征、劳蒙毕综合征等进行鉴别，遗传学检测对明确诊断十分重要。

尽管目前没有针对BFLS的有效的治疗方法，早期明确诊断后以对症支持治疗为主。对智力障碍、学习障碍、社交困难的儿童，建议参加特殊教育；对于癫痫、听力、视力等方面的并发症，需要到相应的专科评估后对症治疗，并定期随访。肥胖及相关的代谢问题主要通过生活行为方式干预，必要时给予相应的药物治疗。对于身材矮小的患儿，考虑到该基因突变可能与血液系统肿瘤相关，是否启用生长激素治疗，仍需要充分评估安全性。对于男性乳腺增生，可以根据具体的情况考虑乳房切除术或睾酮替代疗法。对于BFLS诊断明确的患儿家庭，建议进行X连锁遗传咨询。

7.1.2.3　Carpenter综合征1/2型

（1）临床表现与发病机制

Carpenter综合征（CRPTS）是一种罕见的常染色体隐性遗传疾病，由编码刺猬信号负调节因子［*RAB23*（CRPT1，OMIM #201000）或更罕见的 *MEGF8*（CRPT2，OMIM #614976）］基因的双等位基因变异引起。目前，全球报道的CRPT1患者共有40余例，CRPT2患者共有15例。CRPT1于2007年被证实是由*RAB23*中的双等位基因致病性变异所致。*RAB23*编码一种小GTP酶，它是Hedgehog信号传导的负调节因子。*RAB23*功能丧失会导致过度的Hedgehog信号传导，从而导致颅缝早闭和多指畸形。目前，*RAB23*抑制Hedgehog信号传导的精确机制仍不清楚，但有证据表明与RAB23对下游GLI转录因子的差异调节（抑制GLI2，激活GLI3阻遏物）有关。CRPT2于2012年被证实是由编码多个表皮生长因子样结构域8（*MEGF8*）基因的双等位基因突变所致。目前，CRPT2的发病机制尚不清楚，有证据支持*MEGF8*与*RAB23*相似，是刺猬信号传导的负调节因子，MEGF8似乎通过促进刺猬通路信号转导因子Smoothened的降解来发挥作用。迄今为止，没有患者携带2种*MEGF8*基因改变。2种改变预计会导致功能完全丧失，这表明不同程度的残余*MEGF8*活性可能对于生存能力至关重要，并可能导致不同的表型的严重程度不同。

Carpenter综合征的核心的临床表现包括缝早闭、多指并指、男性隐睾，在CRPT1和CRPT2中普遍存在（图7.2），其他的报道特征包括肥胖、先天性心脏病、发育迟缓。近一半的CRPT2患者存在偏侧性缺陷，但在CRPT1中少见；与CRPT1的多缝线颅缝早闭特征相比，CRPT2的颅缝早闭通常涉及单一中线缝线。

产前特征： 羊水过多、流产，孕期产检发现先天性心脏病、颈部透明层增加/囊性水瘤、颅缝早闭、脑室扩大、小脑延髓池扩大、双肾不对称等。

颅面特征： 颅缝早闭、小下颌、眼距过宽（包括存在异位骨膜结膜）、鼻梁宽而扁平、耳位低、小耳、后旋耳。

骨骼肢体异常： 并指/多指畸形、马蹄内翻足、中指骨缺失、短指未钙化、长骨短、宽髋骨、屈指畸形、脊柱侧凸等。

偏侧性缺陷：多见于CRPT2患者，如左心房异构、腹腔反位、双侧双叶肺、中线肝脏和多脾、肠旋转不良等。

内分泌生殖系统：隐睾、肥胖。

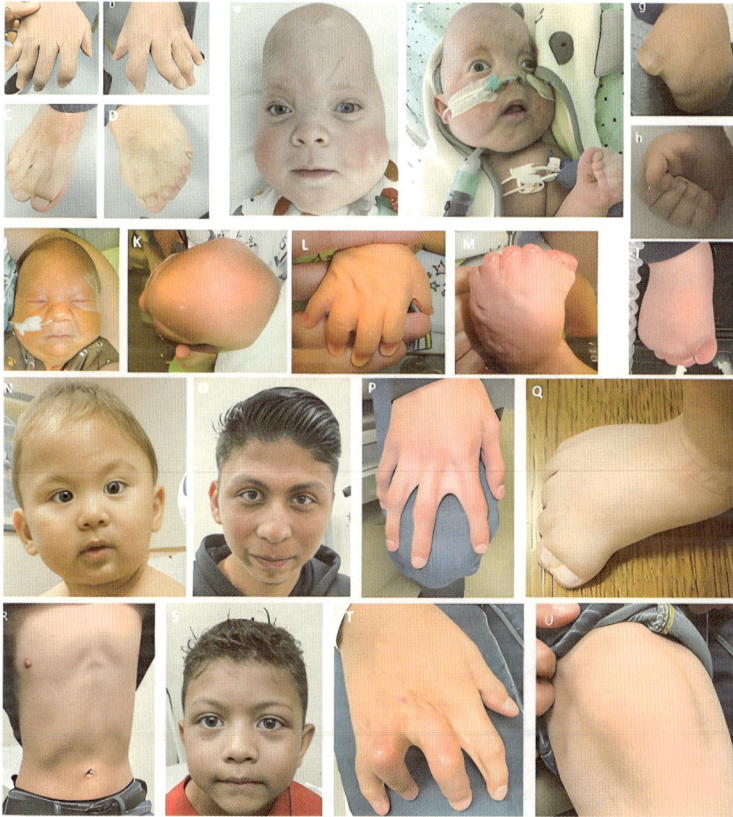

图7.2　Carpenter综合征的核心的临床特征［图片来源：WATTS L M, BERTOLI M, ATTIE-BITACH T, et al. The phenotype of MEGF8-related Carpenter syndrome（CRPT2）is refined through the identification of eight new patients. Eur J Hum Genet, 2024, 32（7）: 864-870.］

（2）诊断与治疗

对孕期体检或生后早期发现颅缝早闭、多指/并指畸形、偏侧性缺陷的儿童，要高度怀疑Carpenter综合征。目前，关于CRPT2的病例报道较少，有待更多的临床表型被描述，遗传性检测对明确诊断的分型十分重要。治疗上缺乏有效的干预手段，早期诊断后以对症治疗为主，尤其是对于颅缝早闭、肢体畸形等常需要手术治疗。

7.1.2.4　CHOPS 综合征

（1）临床表现

CHOPS综合征是一种由 *AFF4* 基因错义突变引起的多系统的罕见疾病。典型的临床表现包括：认知障碍和粗糙面容（cognitive impairment and coarse facies）、心脏缺陷（heart defects）、肥胖（obesity）、肺部受累（pulmonary involvement）、身材矮小和骨骼发育不良（short stature and skeletal dysplasia），因首字母缩写而命名为"CHOPS"综合征，临床特征总结如下。

颅面畸形：连眉、拱形眉毛、长睫毛、鼻尖上翘，其他独特的面部畸形包括鼻孔前倾、面部粗糙、面部丰满、圆脸（图 7.3）。

内分泌系统：目前报道所有的患儿均存在身材矮小及肥胖表型，其他的内分泌异常（如甲状腺功能减退、男性乳房发育）亦有报道。

心血管系统：大部分的患儿伴先天性心脏病，如动脉导管未闭、室间隔缺损、卵圆孔未闭、肺动脉高压、主动脉根部扩张。

呼吸系统：肺部和呼吸道受累较常见，包括慢性肺病、喉软化症、声门下狭窄、口咽部狭窄、肺泡出血、睡眠呼吸暂停、肺部感染等。

骨骼系统：短指畸形较常见，其他有椎体形状异常、椎骨先天性融合、椎体发育不全以及前喙状改变、椎间盘间隙变窄、先天性髋关节半脱位、双侧近端桡骨发育不全、双侧腓骨发育不全、肱骨近端和掌骨缩短、远端指骨发育不全等。

泌尿生殖系统：男性生殖器异常包括隐睾、尿道下裂和小阴茎，女性目前尚无生殖器异常的报道。其他的异常包括马蹄肾和膀胱输尿管反流。

消化系统：胃肠道异常，如需要G管管饲、便秘等。

眼科：近视、斜视、白内障、上睑下垂等。

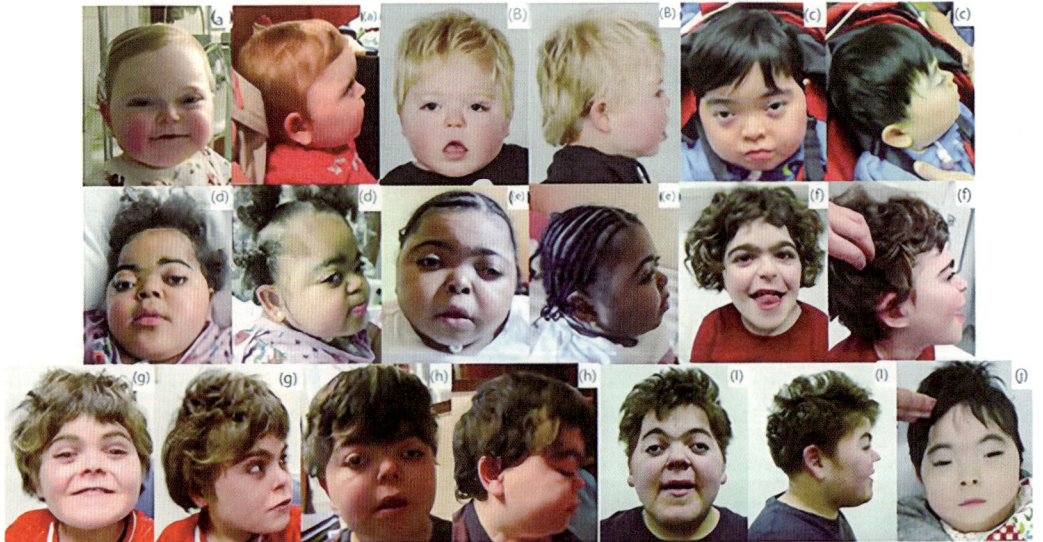

图 7.3 CHOPS综合征的颜面特征［图片来源：RAIBLE S E, MEHTA D, BETTALE C, et al. Clinical and molecular spectrum of CHOPS syndrome. Am J Med Genet A, 2019, 179（7）：1126-1138.］

（2）诊断与治疗

对具有认知障碍、粗糙面容、心脏缺陷、肥胖、肺部受累、身材矮小和骨骼发育不良表型的儿童不难诊断，但CHOPS综合征的颅面特征与Cornelia de Lange综合征相似，但后者一般无肺部受累，明确的诊断有赖于遗传学检测。

CHOPS综合征的治疗上，主要针对各系统受累的情况给予对症治疗。对合并先天性心脏病、气道结构异常、隐睾及尿道下裂的患儿，需要手术治疗；对身材矮小者，可给予生长激素治疗来改善；对于肥胖及相关的代谢障碍，在生活方式干预的基础上，必要时给予药物治疗。定期监测、评估各系统受累的情况。

7.1.2.5　智力发育障碍、躯干性肥胖、视网膜病变和小阴茎综合征

（1）临床表现及发病机制

智力发育障碍、躯干性肥胖、视网膜病变和小阴茎综合征（mental retardation, truncal obesity, retinal dystrophy, and micropenis syndrome，MORMS），即MORM综合征（MORMS；OMIM #610156）是由位于染色体9q34上编码肌醇多磷酸-5-磷酸酶E（INPP5E）的基因突变所致的罕见的常染色隐性遗传纤毛病。临床表现为静态的中度智力发育障碍、躯干性肥胖、视网膜病变和男性小阴茎。除MORMS外，*INPP5E*基因突变还可导致Joubert综合征1（JBTS1；OMIM #213300），2个疾病部分重叠，但临床表型有所差异，后者表现为脑干畸形和小脑蚓发育不全，常导致呼吸模式异常、眼球震颤、肌张力减退、共济失调和发育迟缓。*INPP5E*属于5-ptase酶家族，在人类中广泛表达，参与调节突触小泡回收、胰岛素信号传导和胚胎发育等多种细胞过程。*INPP5E*通过控制纤毛生长因子以及磷酸肌醇3-激酶（PI3K）信号传导和稳定性在初级纤毛中发挥重要作用，其功能丧失会导致纤毛稳定性下降和纤毛病，从而影响视网膜感光细胞、神经元、肾小管和胆管等多种细胞的发育和功能。

（2）诊断与鉴别诊断

MORM综合征是罕见的，目前文献仅限于个别的家系报道，根据智力发育障碍、躯干性肥胖、视网膜病变和小阴茎典型的临床表现可初步诊断，但需与其他具有视网膜病变的肥胖综合征，如JBTS1、BBS、Alström综合征和Cohen综合征相鉴别（表7.4），确诊仍需遗传学检测。

表 7.4　MORM 综合征的临床特征与鉴别要点

特征	MORM综合征	JBTS1	BBS	Alström综合征	Cohen综合征
遗传形式	常染色体隐性	常染色体隐性	常染色体隐性，双基因隐性	常染色体隐性	常染色体隐性
基因定位	9q34.3/INPP5E	9q34.3/INPP5E	1p35.2/CCDC28B3q11.2/ARL611q13.2/BBS1	2p13.1 /ALMS1	8q22.2 /VPS13B

续表

特征	MORM综合征	JBTS1	BBS	Alström综合征	Cohen综合征
内分泌系统	躯干性肥胖（儿童期）、胰岛素抵抗、男性小阴茎、性腺机能减退伴原发性闭经，可能发展为多囊卵巢综合征，血脂异常，青春期的启动时间处于正常的范围	—	早发性肥胖、胰岛素抵抗等肥胖代谢障碍、男性性腺功能减退症（严重）、甲状腺功能减退、多囊卵巢综合征	躯干肥胖（儿童期）、胰岛素抵抗、尿崩症、甲状腺功能减退症、多结节性甲状腺肿、高尿酸血症、血脂异常、女性月经不调、男性乳房发育症、男性高促性腺激素性性腺功能减退症、身材矮小	身材矮小、低体重、躯干肥胖（童年中期）、青春期延迟
神经系统	中度智力障碍（4岁时明显）、语言发育延迟	精神运动发育迟缓、智力障碍、共济失调、肌张力减退、枕骨脊髓/脑膜膨出、脑干发育不全/畸形、核磁共振可见"磨牙征"、小脑蚓部发育不全、后脚间窝深、小脑脚厚实拉长	言语障碍/迟缓、学习障碍（严重）、发育迟缓、智力障碍共济失调、协调性差	发育迟缓	智力障碍、张力减退、癫痫发作、运动发育迟缓、大胼胝体、小脑发育不全
眼睛	视网膜营养不良（先天性、非进行性）、第1个10年进展、3岁时视力下降、第2/3个10年出现白内障	眼球运动异常、扫视受损、视盘缺损；视神经及脉络膜视网膜、视网膜发育不良/营养不良、内眦赘皮、眼睑下垂	严重的视杆细胞营养不良（第2个10年）、色素性视网膜炎、视网膜变性、斜视、白内障	视锥细胞/色素性视网膜营养不良、畏光和眼球震颤（婴儿期）、囊下白内障、牛眼黄斑病、蜡质视盘苍白远视、中央和周边视力丧失	眼睑像下斜裂、杏仁眼、脉络膜视网膜营养不良、近视、视力下降、视神经萎缩
颅面特征	—	三角形嘴、舌头突出、吐舌、大头畸形、额头突出、高而圆的眉毛、面肌痉挛	高腭弓、牙齿拥挤/牙齿发育不全、小牙根	牙龈炎、搪瓷变色	上颚高而窄、上门牙突出、小头畸形、人中短、上颌发育不全/小颌畸形、面部肌张力减退、鼻梁突出
其他系统	—		轴后多指、短指、肝纤维化、先天性巨结肠、炎症性肠病、肾脏疾病、嗅觉异常、心血管/胸腹异常	限制性心肌病、慢性肾病、感音神经性听力损失；扁平足、慢性活动性肝炎、肝肿大/脂肪变性、血清转氨酶升高	—

（3）治疗与随访

MORM综合征尚缺乏有效的根治手段，确诊后需要多学科管理，患者应定期进行详细的眼科检查以评估视力，定期由神经内科及康复科评估发育情况，必要时进行特殊教育规划。对已出现肥胖的患儿，进行生活方式干预，必要时给予药物治疗，每年需监测血压、脂质代谢参数、空腹血糖水平和糖化血红蛋白，根据病情，定期进行口服葡萄糖耐量测试及体成分分析。

7.1.2.6 其他的综合征型肥胖

其他的综合征型肥胖包括脆性X综合征（FXS）、ROHHADNET综合征、Rubinstein–Taybi 综合征、WAGR 综合征、卡尔曼综合征（Kallmann syndrome）、Cornelia de Lange 综合征和劳蒙毕综合征（Laurence–Moon–Biedl syndrome），举例介绍其中几种的遗传方式及临床特征，见表 7.5。

表 7.5　其他的肥胖综合征的临床特征

疾病	基因	遗传方式	临床特征
脆性X综合征（FXS）	*FMR1*	X染色体连锁	精神发育迟滞、长脸、肌张力低下、发育迟缓、行为异常（如自闭症谱系障碍、强迫症、攻击性、食欲过盛）、30% ~ 60%导致肥胖
ROHHADNET综合征	无	无	下丘脑功能障碍、中枢通气不足、自主神经功能障碍（热失调、心血管和胃肠道疾病）
Rubinstein–Taybi综合征	*CREBBP*, *EP300*	常染色体显性	面部畸形、拇指宽、幻觉、认知障碍、身材矮小、肥胖
卡尔曼综合征	*KAL1*、*FGFR1*、*FGF8*、*PROKR2*、*PROK2*	X染色体连锁隐性、常染色体隐性	嗅觉丧失、听力损失、肾发育不全、唇裂或腭裂、肥胖
Cornelia de Lange综合征	*NIPBL–CdLS*、*RAD21–CdLS*、*SMC3–CdL*、*BRD4–CdLS*、*HDAC8–CdLS*、*SMC1A–CdLS*	常染色体显性，X染色体连锁	小头畸形、短鼻梁、高腭弓、听力损失、行为问题、小颌畸形、肥胖和超重

7.1.3 基因组肥胖综合征

7.1.3.1 Smith–Magenis 综合征

Smith–Magenis 综合征是一种常染色体显性遗传疾病，由编码维甲酸诱导蛋白 1（retinoic acid–induced protein 1）的基因*RAI1*的功能失活突变导致，其中90%为染色体 17p11.2 间隙性微缺失。研究显示，*RAI1*单倍体不足可导致小鼠脑源性神经营养因子（BDNF）表达减少，而BDNF的缺失可致贪食行为和肥胖。Smith–Magenis综合征的患病率为 1∶25000 ~ 1∶15000，临床表现为随年龄进展的粗糙的面部特征、发育迟缓、轻度至中度智力障碍、行为异常、睡眠障碍和儿童期腹型肥胖。

颅面异常： 中面部后缩和下颌前突是最典型的面部特征，其他特征包括短头畸形、宽脸、额叶隆起、连眉、上斜睑裂、眼睛深陷、鼻梁凹陷、鼻子短而宽、耳朵位置低和/或形状异常、上唇外翻和帐篷状。

发育行为： 婴儿有喂养困难、发育迟缓、肌张力低下、反射低下、嗜睡；行为异常包括刻板印象、适应不良、脾气急躁、寻求注意行为、攻击、自残。

内分泌系统： 肥胖、食欲旺盛，伴有血脂异常等代谢风险。

其他： 听力损失和语言障碍也很常见。

7.1.3.2　WAGR综合征

WAGR综合征是由染色体11p13连续性杂合缺失引起的综合征，主要的致病基因包括*WT1*和*PAX6*。*WT1*和*PAX6*的缺失分别与肾母细胞瘤和无虹膜相关，但染色体11p13区域中其他基因的作用尚不清楚。研究显示，位于下丘脑腹内侧核的脑源性神经营养因子（BDNF）对调节能量稳态具有重要作用，而BDNF单倍体不足可能与WAGR综合征患者的肥胖相关。在2014—2020年登记的91个WAGR综合征患者中，自我报告肥胖患者的占比为52.7%，近2/3的BDNF缺失个体中观察到肥胖。*RAI1*单倍体不足亦可导致BDNF表达减少，因此，Smith–Magenis和WAGR综合征的肥胖机制之间能存在一定的重叠。

WAGR的命名是由主要的临床表现的首字母缩写而来，如肾母细胞瘤（wilms tumor）、无虹膜（aniridia）、泌尿生殖系统异常（genitourinary anomalies）和发育迟缓/智力障碍（developmental retardation/intellectual disability），因WAGR综合征患儿肥胖（obesity）的发生率高，有学者将其缩写改为WAGRO。

7.1.3.3　1p36远端缺失综合征

染色体1p36缺失是人类最常见的末端缺失，每5000名新生儿中有1人检测到1p36缺失。在由279名综合征性肥胖患者组成的队列中，通过基因组微阵列分析且Prader–Willi综合征呈阴性，其中5名（1.8%）出现1p36缺失。主要的临床特征包括发育迟缓、肌张力低下、身材矮小和颅面部畸形，如前囟大、前额和下巴突出、眼睛深、耳朵不对称、鼻梁扁平和上颌发育不全。其他可能的临床表现包括肥胖和食欲亢进、骨骼畸形、心脏、胃肠道和视觉异常、癫痫发作和行为问题。

1p36缺失中有2个与表型相关的关键部分：一个是近端/间质（OMIM #619343）和一个远端/终端（也称为经典型；OMIM #607872）。有证据表明，参与临床表型的基因有*MMP23B*、*GABRD*、*SKI*、*PRDM16*、*KCNAB2*、*RERE*、*UBE4B*、*CASZ1*、*PDPN*、*SPEN*、*ECE1*、*HSPG2*和*LUZP1*，缺失的区域和相应的基因组内容与表型变异相关。远端部分缺失与肥胖有关，大多数病例（52%～67%）在1号染色体上有远端缺失，肥胖和食欲亢进的关键区域为1p36.32～36.33。

7.1.3.4　16p11.2缺失综合征

染色体16p11.2区域中，不同的基因组片段的缺失可导致综合征性肥胖。在一项680名综合征性肥胖且无脆性X或Prader–Will综合征的儿童队列的研究中，通过微阵列分析确定了11例（1.6%）患者具有16p11.2CNVs，在该区域5个断点（breakpoint，BP）之间存在源自非同源等位基因重组的复发性拷贝数变异。

BP4和BP5之间的16p11.2缺失（～600kb，OMIM #611913）多为新发突变，是神经发育和自闭症谱系障碍中最常见的拷贝数变异之一，同时伴有食欲亢进与肥胖，并在整个童年时期不断进展。尽管患儿多伴有低出生体重，但到成年后，75%的患者伴有肥胖症。

常见的临床特征包括言语障碍（70%）、运动协调困难（60%）、面部畸形（50%，但不具有特征性）、癫痫发作（24%）、自闭症（20% ～ 25%）和肥胖。其他的临床表现包括椎体节段异常（半椎体或脊柱后侧凸）、脑容量增加、白质微构特改变以及听觉皮层的早期电生理皮层反应。

BP2 和 BP3 之间的 16p11.2 缺失（220kb，OMIM #613444），常导致严重的早发性肥胖，伴有认知缺陷、发育迟缓和自闭症。该区域包含 9 个基因，其中 *SH2B1* 是动物和人类体重及代谢的关键调节因子，被认为是导致肥胖和智力障碍的主要因素。SH2B1 是神经元中瘦素敏感性的内源性增强剂，下丘脑特异性敲除 *Sh2b1* 的小鼠会出现肥胖、胰岛素抵抗和肝脏脂肪变性。相反，下丘脑过表达 *SH2B1* 可预防高脂肪饮食引起的肥胖和代谢综合征。

7.1.3.5 SIM1 相关综合征

染色体 6q16.1 ～ q21 区域的缺失（通常大于 10Mb）会导致类似 Prader–Willi 综合征样的肥胖，与 PWS 共同的临床表现是新生儿的肌张力低下、早发性肥胖和发育迟缓。研究证实，该区域缺失中出现与肥胖发生相关的关键基因为 *SIM1*，故将染色体 6q16.1 ～ q21 区域的缺失命名为 SIM1 相关综合征。

SIM1 是与下丘脑室旁核形成相关的转录因子，但 6q16.1 ～ q21 区域的缺失对肥胖表型具有不完全外显率。研究显示，杂合子（*Sim1*$^{+/-}$）小鼠有食欲过盛、早期肥胖、高胰岛素血症和高瘦素血症。在染色体 6q16 微缺失中，另一个编码转录因子的基因 *POU3F2*，对下丘脑的发育和功能也具有重要作用。有报道显示，U3F2 变异的患者的临床表现包括自闭症谱系障碍、发育迟缓、低出生体重、婴儿喂养困难及肥胖，并在童年时期出现了食欲亢进与胰岛素抵抗。

7.1.3.6 Kleefstra 综合征 1 型

Kleefstra 综合征 1 型的临床特点包括中度至重度智力障碍、严重的言语迟缓、儿童肌张力低下、运动发育迟缓、睡眠障碍、特殊面容、儿童期肥胖、先天性心脏病、癫痫发作、行为异常（如冷漠、攻击性、精神病、自闭症的特征、肌肉紧张、双向情感障碍以及认知障碍，成年后还可能表现出严重的精神疾病）。面部特征包括小头畸形、短头畸形、眼距宽、一字眉、中面部发育不全、下唇外翻、下颌前突和巨舌症。

Kleefstra 综合征 1 型是一种由 EHMT1 单倍体不足引起的常染色休显性遗传疾病，存在包含染色体 9q34.3 区域至少有部分 EHMT1 的末端或间质缺失的病例，以及具有 EHMT1 基因内杂合变异体的病例。EHMT1 是一种重要的甲基转移酶，负责组蛋白 3（H3K9me1/2）上赖氨酸 9 的单甲基化和二甲基化，在某些情况下也可以单甲基化 H3K27 和 H3K56。其主要的组蛋白标记（H3K9me2）与转录抑制有关。EHMT1 还与其他的转录因子相互作用，对高度组织和时间特异性的抑制基因转录至关重要。此外，在有 Kleefstra 综合征 1 型的主要的临床特征，且未发现 EHMT1 变异的个体中，已鉴定出 KMT2C 杂合变异，该变异也编码组蛋白甲基转移酶。

7.2 其他的遗传性单基因肥胖

非综合征性单基因肥胖主要由瘦素—黑皮质素通路基因，如 *LEP*、*LEPR*、*POMC*、*MC4R*、*MC3R*、*PCSK1* 和 *SH2B1* 等突变所致。常见的非综合征性单基因肥胖的鉴别要点见表 7.6。

表 7.6　非综合征性单基因肥胖的鉴别要点

变量	瘦素缺乏	*LEPR* 突变	*MC4R* 突变	*POMC* 缺乏	*PCSK1* 突变	*PCSK* 突变
染色体定位	7q31.3	1p31	18q21.3	2p23.3	5q15～q21	20p11.2
遗传模式	常染色体隐性	常染色体隐性	常染色体显性	常染色体隐性	常染色体隐性	未描述
发病率	非常罕见	3%	2%～6%	非常罕见	非常罕见	非常罕见
早发性肥胖	存在、重度	存在	存在、极重	存在、重度	存在	存在
内分泌受累	性腺、甲状腺	生长、甲状腺	严重的高胰岛素血症	ACTH、MSH、甲状腺、性腺	ACTH、生长、甲状腺、性腺	ACTH、生长、
其他	频繁感染	频繁感染	比同龄人高	红发、皮肤苍白	严重的吸收不良腹泻、餐后低血糖	严重的吸收不良腹泻、餐后低血糖

7.2.1　POMC缺乏

7.2.1.1　临床表现及发病机制

阿黑皮素原（pro–opiomelanocortin，POMC）缺乏症是由于位于染色体 2p23.3 上的 *POMC* 基因突变所致的罕见的综合征。*POMC* 突变，进而导致促肾上腺皮质激素（adrenocorticotropic hormone，ACTH）和黑素细胞刺激激素（melanocyte stimulating hormones，MSH）缺乏，典型的临床表现为早发性肥胖、肾上腺皮质功能不全、红发和皮肤色素减退。新生儿期因肾上腺皮质功能不全常伴黄疸消退延迟、胆汁淤积症和低血糖；红发及皮肤色素减退则与 MSH 缺乏相关。其他报道的症状包括中枢性甲状腺功能减退、低促性腺激素性性腺功能减退伴青春期生长激素缺乏，前者可能是由于POMC和下丘脑促甲状腺素释放激素之间的相互作用，后者可能是POMC和促性腺激素释放激素神经元直接作用或通过kisspeptin和NPY/AgRP间接作用所致。杂合突变的患儿可不具有肾上腺功能不全和其他的典型表现。

POMC是由腺垂体皮质细胞合成的一种由 241 个氨基酸组成的多肽，由激素前转化酶（PC）裂解产生γ–、β–、α–MSH，ACTH，γ–、β–脂促素和内啡肽。这些多肽以不同的亲和力和特异性刺激 5 种不同的黑皮质素受体（melanocortin receptors，MCR）。ACTH通过肾上腺MC2R调节皮质醇分泌，α–MSH通过MC1R调节皮肤色素沉着，而α–MSH和β–MSH通过MC3R和MC4R调节能量代谢与体重。正常的情况下，α–MSH和β–MSH通过激活弓状核中的MC3R和室旁核中的MC4R，拮抗刺鼠相关肽（AgRP），从而抑制食欲，而POMC缺乏患儿的α–MSH和β–MSH不足，从而导致肥胖产生。

7.2.1.2　诊断及鉴别诊断

临床的早期诊断存在一定的挑战，目前报道的病例大多在生后数月至数年能明确诊断。根据早发性肥胖、肾上腺皮质功能不全、红发和皮肤色素减退的典型的临床表型，结合实验室检查及基因检测结果有助于疾病早期的确诊，但需与其他的单基因肥胖相鉴别，具体详见表 7.6。

7.2.1.3　治　疗

POMC 缺乏症患者需要终生使用糖皮质激素替代治疗，一般不需要盐皮质激素替代。糖皮质激素替代治疗，参考先天性肾上腺皮质功能减退症，维持剂量为氢化泼尼松 $6 \sim 8mg/m^2$，感染发热等应激情况下需要加量至 $3 \sim 5$ 倍；当出现肾上腺危象，常需要 $50 \sim 100mg/m^2$ 负荷剂量 1 次，再以 $50 \sim 100mg/m^2$ 分 $3 \sim 4$ 次维持，逐渐减量至维持剂量。如出现甲状腺功能减退、低促性腺激素性性腺功能减退伴，应定期监测和进行对症治疗。早发性肥胖的治疗目前仍具有挑战性，主要是限制能力摄入及生活行为方式干预，营养师及内分泌科医生的长期监管是十分必要的。有研究者尝试采用鼻内 ACTH 治疗 POMC 缺乏症，前 6 周使用低剂量 ACTH 治疗，随后以高剂量（5mg/d）治疗，患儿在体重减轻方面没有产生显著的疗效。胰高血糖素样肽 1 受体（GLP1R）激动剂在短期内有助于减肥，但尚缺乏长期的研究结果。POMC 缺乏症患者的食欲异常旺盛，代谢手术在减重及代谢改善方面的作用有限。司美诺肽（Setmelanotide）是一种新型 MC4R 激动剂，目前已被获美国食品药品监督管理局批准用于 6 岁以上儿童及成人 *LEPR/POMC/PCSK1* 基因突变所致的遗传性肥胖。

7.2.2　*PCSK1/2* 基因突变

7.2.2.1　临床表现

PCSK1 和 *PCSK2* 基因编码参与内分泌组织中神经肽和激素原加工的蛋白酶。这些基因的突变影响了抑胃肽和胰岛素原的加工，可导致新生儿严重吸收不良性腹泻、餐后低血糖和肥胖的发生，还可导致生长受损、甲状腺及肾上腺功能减退、精氨酸加压素缺乏和低促性腺激素性腺功能减退。*PCSK1* 基因突变以常染色体隐性方式遗传，而 *PCSK2* 突变的遗传模式尚未被描述。

7.2.2.2　发病机制

在哺乳动物中，前激素转化酶（prohormone convertase，PC）家族 7 个主要成员及编码基因分别为：PC1/3（*PCSK1*）、PC2（*PCSK2*）、furin（*PCSK3*）、PC4（*PCSK4*）、PC5/6（*PCSK5*）、PACE4（*PCSK6*）和 PC7（*PCSK7*）。PCs 由 3 个共同结构域组（前体结构域、催化结构域和 P 结构域）和 1 个独立 C 端区域构成。共同结构域对催化活性至关重要，C 端区域对细胞内运输和细胞亚定位十分重要。PC1/3（prohormone convertase，

PC1/3）由*PCSK1*基因编码，是一种丝氨酸内切蛋白酶，主要表达在神经系统和内分泌组织中。在大脑中，PC1/3主要表达于下丘脑，其他如大脑皮层、海马体和小脑也有分布；在外周组织中，PC1/3主要分布于肾上腺髓质、甲状腺、胰腺（特别是β细胞）和小肠（如肠内分泌L细胞和K细胞）。PC1/3参与能量稳态和摄食行为的调节，外周及中枢中许多与食欲调节相关的激素或神经肽的合成都需要PC参与，详见图7.4。

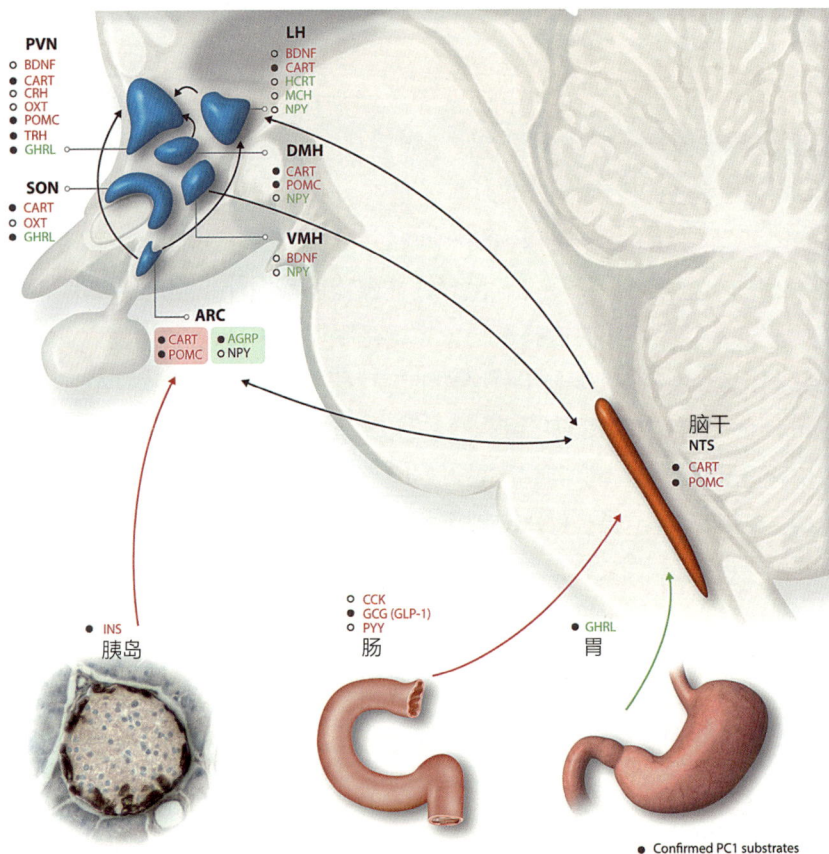

图 7.4　PC1/3参与多种中枢和外周摄食行为的激素和神经肽的合成。本图包含与摄食行为和产热有关的重要神经核团和内分泌组织。蓝色部分显示下丘脑的不同核团（ARC：弓状核；DMH：下丘脑背内侧核；LH：下丘脑外侧核；PVN：下丘脑室旁核；SON：下丘脑视上核；VMH：下丘脑腹内侧核）。橙色部分是脑干中重要的周围神经核团——孤束核（NTS），它将周围组织的信息传递到下丘脑。胰岛、肠道内分泌细胞和胃分泌的外周激素，可通过局部和中枢机制影响摄食行为。对于图中列出的所有肽类，灰色圆圈代表已确认的PC1/3底物，白色圆圈代表潜在的PC1/3底物。促食欲和抑制食欲的神经肽分别用绿色和红色表示。缩写：AGRP，刺鼠关联蛋白；BDNF，脑源性神经营养因子；CART，可卡因和安非他明调节转录肽；CCK，胆囊收缩素/促胰酶素；CRH，促肾上腺皮质激素释放激素；GCG，胰高血糖素；GHRL：胃饥饿素；GLP-1：胰高血糖素样肽-1；HCRT：促食素前体；INS：胰岛素；MCH：黑色素聚集激素；NPY：神经肽Y；OXT：催产素；POMC：黑素细胞皮质素原；PYY：YY肽；TRH：促甲状腺激素释放激素 [图片来源：STIJNEN P, RAMOS-MOLINA B, O'RAHILLY S. PCSK1 mutations and human endocrinopathies：from obesity to gastrointestinal disorders. Endocr Rev, 2016, 37（4）：347-371.]

（1）PC1/3 激活下丘脑神经肽，在中枢摄食及能量稳态中发挥重要作用

POMC，AGRP/NPY： PC1/3 在下丘脑弓状核中高表达，尤其是在瘦素敏感的 POMC 的神经元以及表达 NPY/AgRP 的神经元。此外，PC1/3 还表达于下丘脑的其他几个核团，包括室旁核（paraventricular nucleus，PVN）和视上核（supra–optic nuclei，SON）内的大细胞神经元、腹内侧下丘脑（ventromedial hypothalamus，VMH）和外侧下丘脑（lateral hypothalamus，LH）（图 7.4）。POMC 在 PC1/3 和 PC2 协同作用下裂解为 α–MSH。α–MSH 通过与 MCR4 结合发挥抑制食欲、增加产热的作用；β–MSH 仅在 PC2 作用下由 POMC 裂解产生，β–MSH 缺乏也可导致肥胖。相反，AGRP/NPY 神经元中的 AGRP 前体在 PC1/3 作用下裂解产生 AGRP，通过与 α–MSH 直接竞争 MC4R 的结合而发挥促进食欲的作用。α–MSH 和 AGRP 都是 PC1/3 的裂解产物，在 PC1/3 缺乏患者中观察到能量摄入增加、消耗减少，目前尚不明确是如何调控的。先天性 *POMC* 缺陷和 *Pomc* 敲除的小鼠存在进食过多和早发性肥胖。新生小鼠的 AGRP/NPY 神经元消融或 *Agrp* 基因敲除并不影响摄食行为，而成年小鼠的 AGRP/NPY 神经元去除则出现严重的食欲减退，提示发育代偿机制存在。NPY 可能是 PC2 的底物，与 AGRP 不同的是，NPY 通过与 NPY1R 和 NPY5R 而非 MC4R 结合，通过去极化 POMC 神经元、抑制 α–MSH 而发挥促食欲的作用。

CART，BDNF： 可卡因和安非他明调节转录体（cocain– and amphetamine–regulated transcript，CART）是由 PC1/3 激活的神经肽。目前，CART 的受体尚不明确，但将其注入脑室后可产生厌食效应。CART 与 POMC 一样在下丘脑弓状核中表达，但研究显示，CART 是通过孤束（nucleus tractus solitarii，NTS）实现厌食效应。BDNF 主要表达于 VMH，PVN 和 LH 亦有少量的表达，因与 PC1/3 具有共同表达定位，被认为是 PC1/3 的潜在底物。有研究报道，在脑室注入 BDNF 而导致厌食，而 *Bdnf* ⁺ᐟ⁻ 小鼠则表现为食欲过剩。BDNF 受体几乎未在下丘脑弓状核中表达，故不直接调控 POMC 或 AGRP/NPY 的表达；但 BDNF 表达的神经元可投射到大脑内各个区域。因此，BDNF 可能通过其他的瘦素—黑皮质素信号通路发挥作用。最近的证据表明，PC7 缺失的小鼠的 BDNF 前体加工减少 37%。*Pcsk7*、*Bdnf* 基因敲除的小鼠，以及杂合型 *BDNF* 失活突变患者均表现为认知功能受损，但 *Pcsk7* 基因敲除的小鼠未见报道有肥胖或过度摄食的行为。这提示 PC7 仅参与认知相关的 BDNF 前体处理，而 PC1/3 可能参与摄食行为相关的 BDNF 前体的处理。

MCH，Orexin A/B，Oxytocin： 黑色素聚集激素（melanocortin concentrating hormone，MCH）和食欲素 A/B（orexin A/B）是在食物奖赏和进食动机中具有重要作用。两种肽与 PC1/3 共表达下丘脑 LH，MCH 前体由 ProMCH 由转化酶家族成员加工成 MCH 和神经肽 EI（NEI），PC2 负责 NEI 的裂解。MCH 原如何裂解为 MCH，目前尚不明确。在脑室内注射 MCH，可导致食欲过剩，*Mch* 基因敲除的小鼠则表现为厌食和体重下降。动物实验显示，在下丘脑 LH、DMH 和 PVN 区域的外源性食欲素 A 可诱导食欲过剩的表型，但当注射到其他的下丘脑区域或脑干则无类似的表型。催产素主要表达于下丘脑的 SON 和 PVN，是 PC1/3 的潜在底物，可能通过杏仁核、VMH、DMH 或孤束核实现厌食效应。

（2）PC1/3 在外周摄食调控中的作用

外周激素如饥饿素、胆囊收缩素（cholecystokinin，CCK）、胰高血糖素样肽（glucagon–like peptides，GLP）和胰岛素也会影响摄食行为及代谢。PC1/3 是负责激活这些激素的酶，其中部分激素是肠道对食物摄入做出反应而分泌的，并通过迷走神经传递到中枢迷走神经背核复合体。

GHRL：饥饿素不仅在胃和十二指肠中表达，在下丘脑弓状核、SON 和 PVN 区域也有表达，需在 PC1/3 作用下由饥饿素前体裂解生成。饥饿素的分泌可促进摄食及胃动力，同时对肠道内皮具有营养作用。在弓状核中，ghrelin 通过激活 AGRP/NPY 神经元，从而促进摄食行为。除作为促食欲激素的直接作用外，据推测，ghrelin 与奖赏和动机有关。

CCK：胆囊收缩素（cholecystokinin，CCK）是一种由小肠黏膜细胞、肠神经或中枢神经元分泌的肠激素。当含有氨基酸或脂肪的食糜进入十二指肠时会刺激其分泌。在中枢神经系统中，CCK 很可能由 PC2 加工；而在肠道中，则由 PC1/3 加工转换。CCK 主要通过迷走神经初级传入神经元连接到孤束核（nucleus tractus solitarius，NTS）上的 CCK 受体而发挥作用。此外，它通过抑制胃排空、胃酸分泌以及促进胰酶分泌来促进消化，还能增加肝脏胆汁的生成和分泌，促进脂肪吸收。

GLP：胰高血糖素原在肠 L 细胞中主要通过 PC1/3 加工成胰高血糖素样肽–1（GLP–1）、胰高血糖素样肽–2（GLP–2）和抑胃肽。在部分 PC1/3 缺陷患者中发现血浆 GLP–1 和 GLP–2 水平降低。小鼠 *Pcsk1* 基因被敲除，可致肠胰高血糖素原的加工过程缺失。GLP–1 是一种肠促胰岛素，可减少食欲和胰高血糖素分泌，并抑制胃排空。GLP–1 还可在投射至脑干和下丘脑的神经元中局部合成。GLP–2 对肠道有营养作用，并延缓胃排空。抑胃肽可减少食物的摄入并增加产热。胰高血糖素原也在胰腺 β 细胞中表达，但 β 细胞中的 PC1/3 水平极低，主要通过 PC2 加工生成胰高血糖素，然后释放入血。胰高血糖素通过刺激肝脏糖异生来提高血糖水平。

胰岛素：胰岛素由胰腺 β 细胞产生，是胰岛素原经 PC1/3 和 PC2 介导的裂解产物。在 PC1/3 缺陷患者中，胰岛素原和 64，65–脱裂解胰岛素原的水平异常升高。胰岛素原的活性仅为胰岛素的 2%～5%，但可通过大量分泌来补偿。然而，胰岛素原的半衰期比胰岛素长 4～6 倍，这可能是 PC1/3 缺陷患者餐后低血糖的原因。人类胰岛素原首先在第 32 位残基处被 PC1/3 裂解，随后在第 65 位残基处被 PC2 裂解。胰岛素的主要功能是促进葡萄糖摄取、糖原合成以及抑制脂肪分解，胰岛素加工缺陷会导致糖尿病及肥胖。此外，研究显示，大脑中敲除胰岛素受体会影响肝脏对胰岛素的敏感性。进一步的研究表明，瘦素和胰岛素信号通路相似，这或许可以解释胰岛素对摄食行为和产热的影响。

（3）PC1/3 在胃肠道中对肠道激素的作用

在胃肠道中，PC1/3 在小肠的多种激素分泌细胞中高表达。例如，PC1/3 与绝大多数表达肠道激素 CCK、胰高血糖素原、P 物质以及葡萄糖依赖性促胰岛素多肽（GIP）表达细胞共定位。在胃窦 G 细胞中，PC1/3 也与胃泌素前体共定位。PC1/3 在肠内分泌 L、G 和

K细胞中加工胰高血糖素原、胃泌素原和GIP前体已被充分证明，但其在加工CCK和P物质前体中的作用仍有待证实。

（4）与PC1/3相关的其他的内分泌疾病

低促性腺激素性腺功能减退：在调控下丘脑垂体性腺轴的激素中，可能被PC1/3蛋白水解激活的是促性腺激素释放激素原（progonadotropin releasing hormone，pro–GnRH）。PC1/3在下丘脑中表达，包含GnRH富集区，可能参与GnRH中的pro–GnRH裂解激活。有证据表明PC2也能激活pro–GnRH。此外，PC1/3也可通过下丘脑中的KISS1或速激肽B的蛋白水解来激活参与对下丘脑垂体性腺轴的调控。

甲状腺功能减退：PC1/3是促甲状腺素释放激素原（prothyrotropin releasing hormone，proTRH）主要的生理转换酶。PC2也能裂解proTRH，但程度较低。proTRH在下丘脑室旁核产生，其表达和分泌受瘦素—黑皮质素途径相关神经肽的刺激，α–MSH刺激、AGRP抑制proTRH表达式。PC1/3缺乏不仅直接影响proTRH的产生，同时还可通过α–MSH途径减少TRH的产生，从而导致甲状腺功能减退相关的临床表型。

肾上腺功能减退：垂体前叶促肾上腺皮质激素分泌细胞仅表达PC1/3。在 Pcsk1 敲除的小鼠中，没有ACTH产生，但皮质酮水平正常；同样，在 PCSK1 缺失的患者中，血浆ACTH减少，ACTH前体增加，皮质醇水平接近正常。这可能是因为ACTH前体对ACTH受体具有一定的亲和力，从而解释患者接近正常的皮质醇水平；此外，在缺乏PC1/3的情况下，另一种内蛋白酶或前蛋白转化酶可以将POMC加工为ACTH。

生长激素缺乏：多项研究表明，促生长激素释放激素（progrowth hormone releasing hormone，proGHRH）加工为GHRH，是由弗林蛋白酶和PC1/3介导的。Pcsk1 缺失的小鼠由于GHRH水平低而表现出严重的侏儒症，并非所有 PCSK1 缺失的患者都表现出GH缺乏症，可能人类存在另一种转化酶。

尿崩症：加压素与PC1/3共定位于下丘脑视上核的大细胞神经元，体外的研究显示，PC1/3可以在神经素/糖肽类和血管加压素/神经素边界处理前加压素。尽管 Pcsk1 和 Pcsk2 缺失的小鼠的前加压素表达没有改变，但 PCSK1 缺失的尿崩症患者的去氨加压素治疗有效，证实了前加压素处理过程中的PC1/3的重要性。

7.2.2.3 诊断与治疗

PCSK1 缺乏的患病率极低，目前，全球报道了20多例，这可能与一定未明确诊断或者生后早期死亡相关。PCSK1 缺乏的患者的临床表现具有异质性，但几乎所有的患者出生3个月内均表现出严重的吸收不良性腹泻，随着年龄的增长，腹泻、肥胖、尿崩、低血糖、青春期发育停滞伴促性腺激素分泌不足、性腺功能减退症是常见的临床表现。几乎所有的患者均存在下丘脑—垂体—肾上腺轴和下丘脑—垂体—甲状腺轴功能受损的生化证据，但临床中皮质醇或甲状腺素缺乏的情况很少见。胰岛素原向胰岛素的正常转化完全依赖于PC1/3的功能，因此，测定循环胰岛素原与胰岛素的比值是检测 PCSK1 缺乏的一种敏感的生化筛查方法，但确诊需在上述的临床表现上，结合基因检测进行确诊。

治疗上，由于*PCSK1*缺乏是一种生殖细胞系遗传疾病，在体内的许多内分泌细胞中都有表达，目前没有针对*PCSK1*缺乏症的特异性靶向治疗。生命早期的治疗主要针对严重腹泻，通常需要肠外营养。GLP–2类似物替度鲁肽已被获准用于治疗短肠综合征的腹泻，*PCSK1*缺乏的患者的胰高血糖素原转变为GLP1及GLP2的过程受阻，因此，替度鲁肽在*PCSK1*缺乏伴严重腹泻的患者中具有潜在的价值。*PCSK1*缺乏的患者的肥胖控制仍具有挑战，黑皮质素受体4（MC4R）在调节食欲和能量消耗上起关键作用，其激动剂司美诺肽能恢复因MC4R上游的遗传缺陷而受损的食欲调节功能。2022年，美国食品药品监督管理局已批准将司美诺肽用于因*POMC*、*PCSK1*或*LEPR*基因缺陷导致早期肥胖的6岁及以上儿童的长期的体重管理。其他管理包括早期评估下丘脑—垂体—性腺轴、肾上腺轴、甲状腺轴、生长轴以及尿崩症，并给予相关的对症治疗。

7.2.3 *SH2B1*基因突变

SH2B家族成员SH2B1、SH2B2和SH2B3是包含特征性SH2和PH结构域的接头蛋白信号转导蛋白。SH2B1与人类瘦素抵抗、胰岛素抵抗、肥胖和2型糖尿病有关，但SH2B2和SH2B3不是维持正常的能量和葡萄糖稳态所必需的。SH2B1（又称SH2–B和PSM）和SH2B2（又称APS）能够通过其N末端二聚化结构域形成同源或异源二聚体。它们的C端SH2结构域与酪氨酰磷酸化蛋白结合，如Janus激酶2（JAK2）、TrkA、胰岛素受体、胰岛素样生长因子–1受体、胰岛素受体底物–1（IRS1）和IRS2。SH2B1通过刺激JAK2活性和组装JAK2/IRS1/2信号转导复合物来增强瘦素信号转导。SH2B1通过增强胰岛素受体的催化活性和防止IRS蛋白去磷酸化来促进胰岛素信号转导。因此，*Sh2b1*基因缺失可致小鼠有严重的瘦素抵抗、胰岛素抵抗、食欲亢进、肥胖和2型糖尿病。*SH2B1β*转基因的神经元特异性过表达可防止饮食诱导的肥胖和胰岛素抵抗。

7.2.4 *TRKB*和*BDNF*基因突变

脑源性神经营养因子（brain–derived neurotrophic factor，BDNF）信号通路在调节摄食、能量消耗和血糖控制中发挥关键作用。BDNF是一种高度保守的神经营养因子，通过原肌球蛋白相关激酶B（TrkB）受体信号通路，促进神经元的存活、分化、突触的可塑性和功能。BDNF和TrkB在对能量及葡萄糖代谢的调节作用见表7.7。

表 7.7 BDNF和TrkB在对能量及葡萄糖代谢的调节作用

大脑区域	摄食	产热	自主活动	能量消耗	糖代谢
弓状核	激活 TrkB$^+$神经元，增加空腹后再进食				
室旁核	BDNF$^+$/TrkB$^+$神经元活性丧失可增加摄食；激活 BDNF$^+$/TrkB$^+$神经元活性可抑制摄食	BNDF 缺失可减少产热，激活 BDNF$^+$神经元可增加产热	BDNF/TrkB 缺失可减少自主活动，激活 BDNF$^+$/TrkB$^+$神经元可增加自主活动	BNDF 缺失可减少能量消耗，激活 BDNF$^+$神经元可增加能量消耗	BNDF 缺失导致糖耐量受损及高胰岛素血症
腹内侧下丘脑	BDNF 或 BDNF-e2 缺失可增加摄食，BDNF-e1 缺失仅在社会隔离或高脂饮食的情况下增加摄食，星形细胞 TrkB.T1 缺失可增加摄食	星形细胞 TrkB.T1 缺失可减少产热	星形细胞 TrkB.T1 缺失可减少自主活动		BNDF 缺失可致高血糖、高胰岛素血症，星形细胞 TrkB.T1 缺失可致糖耐量受损
背内侧下丘脑	激活 TrkB$^+$神经元可减少摄食，抑制 TrkB$^+$神经元可增加摄食	BDNF$^+$神经元对低温反应的激活可增加产热，激活 TrkB$^+$神经元可增加适应性生热作用	激活 BDNF$^+$/TrkB$^+$神经元可增加自主活动	激活 BDNF$^+$/TrkB$^+$神经元可增加能量消耗	TrkB 缺失可致糖耐量受损
外侧下丘脑		BDNF-e1 缺失可减少适应性生热作用，TrkB 受体激动剂可增加产热			
视前区		通过增加环境温度激活 BDNF/PACAP$^+$神经元，可减少产热			
背迷走神经复合体	在背迷走神经复合体注入 BDNF 可减少摄食，TrkB$^+$神经元活性丧失可增加摄食				
腹侧被盖区	敲低 BDNF 可增加高脂饮食的摄入，不增加可正常摄食				
杏仁核	BDNF 缺失可对抗高脂饮食诱导的肥胖	BNDF 缺失可增加产热		BNDF 缺失可增加能量消耗	

参考文献

CARVALHO L M L, JORGE A A L, BERTOLA D R, et al. A comprehensive review of syndromic forms of obesity：genetic etiology, clinical features and molecular diagnosis. Curr Obes Rep, 2024, 13（2）: 313–337.

CONCEPCION–ZAVALETA M J, QUIROZ–ALDAVE J E, DURAND–VASQUEZ M D C, et al. A comprehensive review of genetic causes of obesity. World J Pediatr, 2024, 20（1）: 26–39.

D'ANGELO C S, KOHL I, VARELA M C, et al. Extending the phenotype of monosomy 1p36 syndrome and mapping of a critical region for obesity and hyperphagia. Am J Med Genet A, 2010, 152A（1）: 102–110.

D'ANGELO C S, VARELA M C, DE CASTRO C I E, et al. Chromosomal microarray analysis in the genetic evaluation of 279 patients with syndromic obesity. Mol Cytogenet, 2018, 11: 14.

DROLE T A, AVBELJ S M, BERTOK S, et al. Novel insights into monogenic obesity syndrome due to inpp5e gene variant: a case report of a female patient. Frontiers in Endocrinology, 2021, 12: 581134.

DUFFY K A, TROUT K L, GUNCKLE J M, et al. Results from the WAGR syndrome patient registry: characterization of WAGR spectrum and recommendations for care management. Front Pediatr, 2021, 9: 733018.

EL KHATTABI L, GUIMIOT F, PIPIRAS E, et al. Incomplete penetrance and phenotypic variability of 6q16 deletions including SIM1. Eur J Hum Genet, 2015, 23（8）: 1010–1018.

GRAVES L E, KHOURI J M, KRISTIDIS P, et al. Proopiomelanocortin deficiency diagnosed in infancy in two boys and a review of the known cases. J Paediatr Child Health, 2021, 57（4）: 484–490.

HAMEED M, SIDDIQUI F, SHEIKH F H, et al. Borjeson–Forssman–Lehmann syndrome: clinical features and diagnostic challenges. Brain Neurorehabil, 2023, 16（3）: e32.

HARVEY T, RIOS M. The role of BDNF and TrkB in the central control of energy and glucose balance: an update. Biomolecules, 2024, 14（4）: 424.

KLEEFSTRA T, VAN ZELST–STAMS W A, NILLESEN W M, et al. Further clinical and molecular delineation of the 9q subtelomeric deletion syndrome supports a major contribution of EHMT1 haploinsufficiency to the core phenotype. J Med Genet, 2009, 46（9）: 598–606.

MANTOVANI G, BASTEPE M, MONK D, et al. Diagnosis and management of pseudohypoparathyroidism and related disorders: first international consensus statement. Nature Reviews Endocrinology, 2018, 14（8）: 476–500.

PRASASYA R, GROTHEER K V, SIRACUSA L D, et al. Temple syndrome and Kagami–ogata syndrome: clinical presentations, genotypes, models and mechanisms. Human Molecular Genetics, 2020, 29（R1）: R107–R116.

RAIBLE S E, MEHTA D, BETTALE C, et al. Clinical and molecular spectrum of CHOPS syndrome. Am J Med Genet A, 2019, 179（7）: 1126–1138.

RIVE LE GOUARD N, JACQUINET A, RUAUD L, et al. Smith–magenis syndrome: clinical and behavioral characteristics in a large retrospective cohort. Clin Genet, 2021, 99（4）: 519–528.

RODRIGUES J M, FERNANDES H D, CARUTHERS C, et al. Cohen syndrome: review of the literature. Cureus, 2018, 10（9）: e3330.

RUI L. SH2B1 regulation of energy balance, body weight, and glucose metabolism. World J Diabetes, 2014, 5（4）: 511–526.

STIJNEN P, RAMOS–MOLINA B, O'RAHILLY S, et al. PCSK1 mutations and human endocrinopathies: from obesity to gastrointestinal disorders. Endocr Rev, 2016, 37（4）: 347–371.

WATTS L M, BERTOLI M, ATTIE–BITACH T, et al. The phenotype of MEGF8–related Carpenter syndrome （CRPT2）is refined through the identification of eight new patients. Eur J Hum Genet, 2024, 32（7）: 864–870.

CHAPTER 8

第8章
总结与展望

（周雪莲）

8.1 儿童肥胖罕见疾病研究的总结

8.1.1 遗传性肥胖的分类

肥胖是在环境和遗传的共同作用下出现能量摄入和消耗不平衡，导致脂肪组织过剩的一种慢性代谢性疾病。遗传因素在肥胖的形成过程中起着重要作用，与肥胖相关的遗传原因占儿童极度肥胖病例的 7%，遗传力在 40% ～ 70% 之间。是否出现肥胖决定于个体对环境因素作用的易感性。遗传性肥胖可分为综合征性肥胖及非综合征性肥胖，后者又分为单基因肥胖及多基因肥胖，详见表 8.1。综合征性肥胖可由单个基因或多个基因突变所致，除肥胖表型外常伴有全身多个器官受累。综合征性肥胖与单基因肥胖发病罕见，常在 5 岁前起病，肥胖程度重。多基因肥胖是遗传性肥胖中最常见的形式，一般是指多个基因中同时存在 DNA 变异，每个等位基因之间常存在叠加效应，并与环境因素之间存在交互作用，多基因肥胖的发生具有个体异质性。目前，已明确的多基因肥胖相关基因为 *MC4R FTO*，另一个胰岛素诱导基因 2（*INSIG2*）正在研究中。与多基因肥胖相关的不同基因相关的表型，有节俭（以较低的能量消耗为特征）、脂肪生成（增加储存脂肪的倾向）、低脂质氧化（燃烧脂肪获取能量的能力降低）、久坐习惯、暴食、肥胖相关、体脂增加、BMI 增加、腰围增加、腰臀比增加。这些表型不一定是彼此分开，个体可以同时显示多个表型。

表 8.1 遗传性肥胖的分类

综合征性肥胖				非综合征性肥胖	
基因印记障碍	单基因突变	单/双基因突变	基因组突变	单基因肥胖	多基因肥胖
Prader–Willi 综合征	Alström 综合征	Bardet–Biedel 综合征	Smith–Magenis 综合征	*MC4R* 突变	*MC4R* 突变
Albright 遗传性骨营养不良（AHO）	Cohen 综合征		WAGR 综合征	瘦素缺乏	*FTO* 突变
Temple 综合征	Borjeson–Forssman–Lehmann 综合征		1p36 远端缺失综合征	*LEPR* 突变	*INSIG2* 突变

续表

综合征性肥胖				非综合征性肥胖	
基因印记障碍	单基因突变	单/双基因突变	基因组突变	单基因肥胖	多基因肥胖
	Carpenter综合征		16p11.2 缺失综合征	*MC3R*突变	
	CHOPS综合征		SIM1 相关综合征	*POMC*缺乏 *PCSK1*	
	智力发育障碍、躯干性肥胖、视网膜病变和小阴茎综合征（MORMS）		Kleefstra 综合征 1 型	*PCSK1/2*突变	
	脆性X染色体综合征			*SH2B1*基因突变	
	Rubinstein–Taybi 综合征			*BDNF/TRKB*基因突变	
	卡尔曼综合征				
	Cornelia de Lange综合征				

8.1.2　遗传性肥胖的病理生理学机制

瘦素—黑皮质素通路（图 8.1）在调节食欲和体重方面发挥着至关重要的作用。瘦素是脂肪组织中产生的一种激素，主要与下丘脑弓状核的瘦素受体结合，结合后促进阿黑皮质素原（POMC）的产生。POMC在前蛋白转化酶枯草溶菌素 1 和 2（PCSK1 和 PCSK2）加工下促使促肾上腺皮质激素（ACTH）和促黑素细胞激素（MSH）的产生。ACTH和MSH统称为黑皮质素，MSH主要作用于下丘脑室旁核的黑皮质素受体 4（MC4R），MC4R的激活导致食物摄入减少和能量消耗增加。脑源性神经营养因子（BDNF）在能量稳态中发挥重要作用，它起源于海马，在下丘脑和脂肪组织中的含量丰富，并作用于MC4R和原肌球蛋白相关激酶B受体（TrkB），以减少食物的摄入量。此外，下丘脑室旁核和视上核产生的催产素，可激活对饮食认知控制的大脑区域，增加与食物奖赏相关区域的活动，减少食物的摄入量；相反，外侧下丘脑产生的黑色素浓缩激素的主要作用是增加食欲。

除上述的下丘脑通路外，其他的神经和肠道激素通路也参与食欲调节（图 8.2）。下丘脑弓状核内有食欲抑制神经元（产生POMC）和食欲刺激神经元 [产生神经肽 Y（NPY）和刺鼠相关肽（AgRP）]。瘦素刺激POMC神经元并抑制NPY/AgRP神经元，而胰岛素可通过抑制NPY/AgRP神经元发挥中枢调控作用，减少摄入量。肠道和脂肪组织产生的外周激素主要作用于下丘脑，影响能量的摄入和消耗。胆囊收缩素、YY肽、胰多肽、胰高血糖素样肽 1（GLP–1）、厌食神经肽nesfatin 1、胃泌酸调节素和尿鸟苷素除了刺激胰岛素产生外，还可介导下丘脑室旁核中的饱腹感信号。饥饿素是唯一通过NPY神经元上的生长激素释放激素受体刺激食欲的肠道激素。内源性大麻素通过激活大脑内奖赏途径来

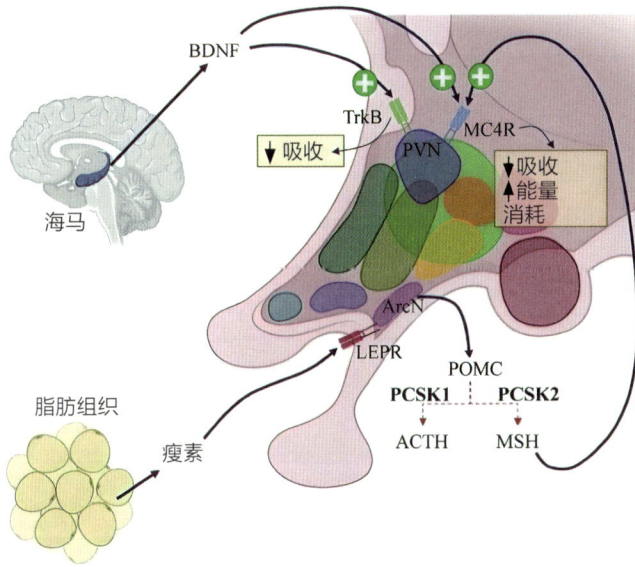

图 8.1　瘦素-黑皮质素通路 [图片来源: CONCEPCION-ZAVALETA M J, QUIROZ-ALDAVE J E, DURAND-VASQUEZ M D C, et al. A comprehensive review of genetic causes of obesity. World J Pediatr, 2024, 20（1）: 26-39.]

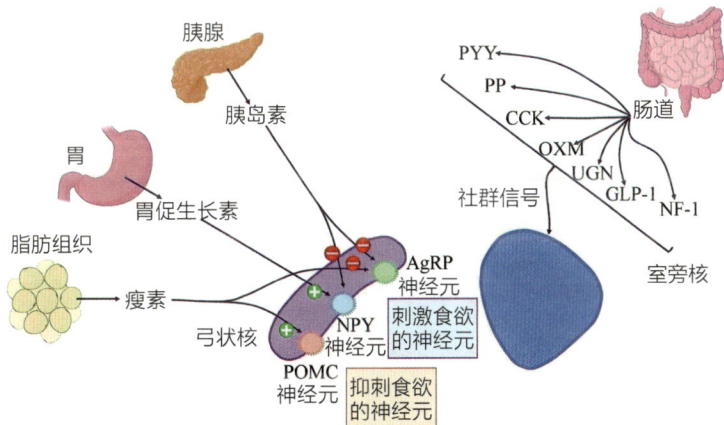

图 8.2　参与食欲调节的其他神经和肠道通路 [图片来源: CONCEPCION-ZAVALETA M J, QUIROZ-ALDAVE J E, DURAND-VASQUEZ M D C, et al. A comprehensive review of genetic causes of obesity. World J Pediatr, 2024, 20（1）: 26-39.]

调节摄食。此外，肠道是大量常驻微生物群的栖息地，包括拟杆菌门、厚壁菌门、放线菌门、变形菌门和疣微菌门。厚壁菌门的增加和拟杆菌门的减少与肥胖的发生相关，肠道微生物的改变可能影响上述激素，从而参与肥胖的调控，但目前的具体的机制尚不明确。

8.1.3　罕见遗传性肥胖及综合征的诊断

早发性肥胖（5 岁前）、食欲过盛是遗传性肥胖最显著的标志。综合征性肥胖常涉及多系统功能障碍及特殊面容。但遗传性肥胖的发病率低，不同的疾病表型之间存在一定的重叠，临床的早期诊断存在较大的挑战，分子遗传学诊断非常重要。对 5 岁以下重度肥胖、食欲亢进或伴有极度肥胖家族史的儿童，需进行详细的病史采集、体格检查及各系统功能评估（详见表 8.2），并建议进行遗传学检测。

表 8.2　遗传性肥胖儿童的评估要点

项目	评估内容
病史询问	儿童的出生体重、0～1 岁体重增加/喂养/发育的情况、母亲怀孕前的 BMI 和孕期增重、父亲的 BMI、孕期吸烟、极重度肥胖家族史等
一般情况	·测量血压、脉搏、体温、呼吸 ·观察体态、身体比例、脂肪分布，测量身高、体重、腰围、皮下脂肪的厚度，计算 BMI 的百分位数或 Z 值 ·观察头型、脸型、头发、眉毛、眼睛、扁桃体 ·检查是否存在畸形（如多指/趾畸形）、锁骨下脂肪垫、肩胛脂肪垫（水牛背）等改变，观察手掌的大小，是否有多汗或低体温 ·观察全身是否有皮肤色素沉着、条纹、多毛、黑棘皮的改变 ·询问活动、睡眠、一般的社交情况
性发育	评估 Tanner 分期，性腺超声；评估是否存在性腺发育异常、尿道下裂、男性化或女性化的表现
眼科	检查视力、视野、晶状体、畏光、眼球震颤，确认是否有视网膜色素变性或视网膜营养不良
五官	听力测试，鼻、咽、喉检查，阻塞性睡眠呼吸暂停监测
口腔	牙釉质、龋齿检查，唾液分泌的情况
心血管系统	心脏杂音听诊，心脏超声
呼吸系统	肺功能、呼吸睡眠监测等
神经系统	发育行为、智力评估，头颅 MRI、脑电图等检查
脊柱四肢	四肢肌力、肌张力改变，脊柱侧弯、脊柱压痛
内分泌系统	糖脂代谢检查、甲状腺/肾上腺/生长激素水平评估

8.1.4　罕见遗传性肥胖及综合征的治疗

肥胖综合征的治疗往往涉及多个系统，需要多学科共同管理，以各系统的对症支持治疗为主。关于肥胖的治疗主要包括三个方面：生活行为方式干预、抗肥胖治疗和代谢手术。其中，生活行为方式治疗是最重要的部分，包含饮食、运动、摄食行为及睡眠干预，一般的原则可参考《中国儿童肥胖诊断评估与管理专家共识》。但遗传性肥胖儿童的食欲一般极度旺盛，且遗传缺陷可能导致能量利用和储存的变化，传统的热量限制可能不够，需要更有针对性的饮食干预，往往需要对患者及其护理人员进行充分的培训。遗传性肥胖儿童可能涉及心肺功能及骨骼肌肉方面的缺陷，身体活动方案也需要在专业人员评估后制定个性化的运动方案。

在强化生活方式干预后仍未实现限制体重增加和改善合并症时，可以在专科医生的指导下启动肥胖药物的治疗。司美诺肽（Setmelanotide），是一种 MC4R 激动剂，目前已被美国食品药品监督管理局用于因 *POMC*、*PCSK1* 或 *LEPR* 基因缺陷导致早期肥胖的

6 岁及以上儿童的长期的体重管理。此外，Setmelanotide 已在 Prader–Willi 综合征患者中完成 2 期临床试验，在 Bardet–Biedl 综合征及 Alström 综合征患者中完成 3 期临床试验。Livoletide 是一种非活性胃饥饿素类似物，通过降低大脑中的活性胃饥饿素水平而发挥作用，但在 PWS 患者的食欲亢进和体重方面没有表现出任何益处。先天性瘦素缺乏症可以通过使用重组瘦素（美曲普汀）来治疗，可以减少肥胖并改善性腺和免疫功能；但纯合 *LEPR* 突变的个体对重组瘦素治疗无效。催产素以及 BDNF 和对内源性大麻素系统具有活性的药物均是潜在的治疗靶点。其他的抗肥胖药物，如奥利司他、芬特明/托吡酯、利拉鲁肽、司美格鲁肽，目前已被美国食品药品监督管理局批准用于 12 岁以上肥胖儿童的减重治疗，亦有在遗传性肥胖儿童中应用的相关的研究报道，但获益尚存争议。近年来，其他的双受体、三受体 Nush 受体激动剂，在治疗肥胖方面显示出巨大的潜力。然而，目前尚无关于其用于治疗遗传因素引起的肥胖的研究。

代谢手术的最低适应证包括：① BMI ＞ 32.5kg/m² 且伴有至少 2 种肥胖相关的合并症（如 2 型糖尿病、代谢性肝病、高血压、血脂异常、阻塞性睡眠呼吸暂停综合征、体重相关性关节病、胃食管反流病和严重的心理障碍等），或 BMI ＞ 37.5kg/m² 且伴有至少 1 种肥胖相关的合并症；② 通过强化生活方式干预以及正规的药物治疗未能达到控制 BMI 上升和代谢指标改善者；③ 患儿发育达到 Tanner 分期第 4 期及以上或近成年身高，个别情况经医生评估确有必要进行手术者可适当放宽年龄的限制，但年龄越小者的手术要越谨慎；④ 经过心理评估，患者自身的依从性好，或者家属有能力严格配合术后饮食管理。遗传性肥胖患儿往往食欲亢进、肥胖程度重，代谢手术并非禁忌证。系统回顾和荟萃分析表明，代谢手术短期内可以安全地实现 *PWS*、*LEPR*、*POMC* 和 *MC4R* 基因双等位基因变异的肥胖患者的体重改善，但长期的减重效果欠佳。因此，遗传性肥胖儿童的代谢手术需在具有儿童肥胖管理经验的三甲医院，或有小儿内分泌科、外科、营养科、护理团队、消化科、心血管科、心理科、麻醉科等多学科团队的医院开展。术前应进行多学科讨论，评估是否符合代谢手术指征，排除手术禁忌，并充分告知手术风险及潜在的副作用。术后要制定个体化的长期随访方案，避免术后营养不良等并发症。

8.2 未来的研究方向与应用前景

在诊断方面，随着分子诊断技术水平的快速发展，越来越多的早发性肥胖得到了分子水平的诊断。但罕见遗传性肥胖患者的数量较少，基层医生对这类疾病的认知不足，且基因检测的成本和复杂性使得识别和诊断这些疾病变得具有挑战性。此外，遗传和环境的交互作用导致肥胖的病因复杂，这使得很难分离出导致肥胖的特定的遗传因素。综合征的表型存在部分重叠，且命名和分类存在一定的困惑，医生对疾病的交流和研究变得困难。在精准医学时代的背景下，罕见遗传性肥胖儿童未来精准医学的发展方向不仅是在分子诊断分型上要精准，对不同的突变类型、相同的疾病上的不同的突变位点所致的功能障碍等均需要精准评估，在精准的遗传表型、临床功能表型的基础上，增强疾病的分类并优化治疗策略，制定个性化的预防和治疗方案，包括个性化饮食、体育锻炼和药物处方。同时，分子诊断明确后继续加强遗传咨询，实现优生优育。

　　治疗上，目前，罕见遗传性肥胖综合征尚无有效的治疗手段，诊断明确后只能对症治疗。尽管司美诺肽目前已被美国食品药品监督管理局用于因 *POMC*、*PCSK1* 或 *LEPR* 基因缺陷导致早期肥胖的 6 岁及以上儿童的长期的体重管理，其他的抗肥胖药物在部分遗传性肥胖儿童中也取得了一定的疗效，但遗传性肥胖疾病的种类繁多，大部分的疾病尚无用药经验，长期的减重效果缺乏循证依据。目前，国内尚未获批用于儿童减重的肥胖药物，缺乏用药的安全性及有效性的经验。未来需加强遗传性肥胖的新药、基因治疗等新型靶向治疗手段的研发，同时完善罕见遗传性肥胖的医疗保障体系的建设。

参考文献

詹舒敏, 董关萍, 傅君芬. 儿童遗传性肥胖的诊治与挑战. 中华预防医学杂志, 2022, 56（9）: 1196–1202.

中华医学会儿科学分会内分泌遗传代谢学组, 国家儿童健康与疾病临床医学研究中心, 中国临床实践指南联盟. 儿童代谢综合征临床防治指南（2025）. 中华儿科杂志, 2025, 63（1）: 6–14.

中华医学会儿科学分会内分泌遗传代谢学组, 中华医学会儿科学分会儿童保健学组, 中华医学会儿科学分会临床营养学组, 等. 中国儿童肥胖诊断评估与管理专家共识. 中华儿科杂志, 2022, 60（6）: 507–515.

CARVALHO L M L, JORGE A A L, BERTOLA D R, et al. A comprehensive review of syndromic forms of obesity: genetic etiology, clinical features and molecular diagnosis. Curr Obes Rep, 2024, 13（2）: 313–337.

CONCEPCION–ZAVALETA M J, QUIROZ–ALDAVE J E, DURAND–VASQUEZ M D C, et al. A comprehensive review of genetic causes of obesity. World J Pediatr, 2024, 20（1）: 26–39.

MALHOTRA S, SIVASUBRAMANIAN R, SRIVASTAVA G. Evaluation and management of early onset genetic obesity in childhood. J Pediatr Genet, 2021, 10: 194–204.

LOOS R J F, YEO G S H. The genetics of obesity: from discovery to biology. Nat Rev Genet, 2022, 23: 120–133.

POITOU C, PUDER L, DUBERN B, et al. Long–term outcomes of bariatric surgery in patients with biallelic mutations in the *POMC*, *LEPR*, and *MC4R* genes. Surg Obes Relat Dis, 2021, 17: 1449–1456.

WOLFE G, SALEHI V, BROWNE A, et al. Metabolic and bariatric surgery for obesity in Prader–Willi syndrome: systematic review and meta–analysis. Surg Obes Relat Dis, 2023, 14（1）: 13.